■担当編集委員
岩崎倫政
北海道大学大学院医学研究院
整形外科学教授

■編集委員
宗田　大
東京医科歯科大学名誉教授
国立病院機構災害医療センター院長

中村　茂
帝京大学医学部附属溝口病院整形外科教授

岩崎倫政
北海道大学大学院医学研究院
整形外科学教授

西良浩一
徳島大学大学院医歯薬学研究部
運動機能外科学教授

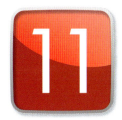

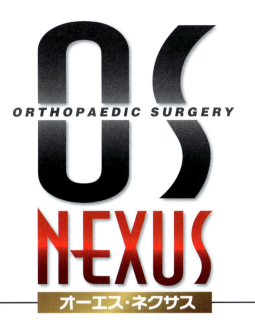

ORTHOPAEDIC SURGERY

スポーツ復帰の ための手術　肩・肘

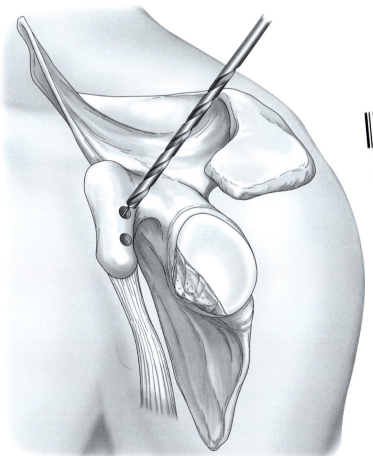

MEDICAL VIEW

本書では，厳密な指示・副作用・投薬スケジュール等について記載されていますが，これらは変更される可能性があります。本書で言及されている薬品については，製品に添付されている製造者による情報を十分にご参照ください。

OS NEXUS No.11
Surgical treatments for return to athletic activities ; Shoulder and Elbow

（ISBN 978-4-7583-1390-2 C3347）
Editor：NORIMASA IWASAKI

2017.8.10　1st　ed

©MEDICAL VIEW, 2017
Printed and Bound in Japan

Medical View Co., Ltd.
2-30 Ichigayahonmuracho, Shinjyukuku, Tokyo, 162-0845, Japan
E-mail　ed @ medicalview.co.jp

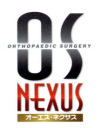

序文

　今回,『OS NEXUS No.11 スポーツ復帰のための手術　肩・肘』の企画・構成を担当させていただきました。近年,わが国においては,野球やテニスを代表としたスポーツによる肩・肘障害の予防や治療が社会的にも大きな注目を集めています。特に,成長期の選手達の競技レベル向上や,試合数の増加に伴う肩・肘に対する極端な負荷の増加は深刻な障害をまねく危険性があり,整形外科医にとって,これへの対応は緊要な課題となっています。

　スポーツに起因する肩・肘の障害に対しては,年齢に応じた適切な練習メニューの設定から始まる障害予防,早期診断,さらに早期のスポーツ復帰を可能にする治療の実践が不可欠であります。したがって,本来であれば上述した予防から治療までの体系的な知識を習得する必要がありますが,本書では紙面の都合上,手術治療を中心とした構成となっています。肩においては,遭遇する頻度の高い不安定症の病態と診断,超音波を用いた診断(肩・肘に対する)から始まり,肩鎖関節脱臼,腱板断裂,肩関節不安定症,ルースショルダー,胸郭出口症候群に対する手術治療に関して詳細に記述されています。肘の障害に関しては,尺骨神経障害,肘頭疲労骨折,肘内側側副靱帯損傷,離断性骨軟骨炎,上腕骨外側上顆炎,肘関節外側不安定症に対する手術法が,肩同様に理解しやすい形で記載されています。

　スポーツによる肩・肘の障害は,日常診療で遭遇する機会の多いものです。本書では,スポーツ整形外科に興味をもつ若い世代の先生にぜひとも理解を深めてほしい代表的な障害・疾患を取り上げ,第一線で活躍されているエキスパートの先生方に手術の適応から基本手技,ならびにNEXUS VIEWとして"コツと注意点"につき理解しやすい内容で執筆していただきました。読者の皆様には,本書を参考に実際に手術プランを立て手術に臨まれるのも良いですが,ぜひとも本書を通読していただき,スポーツに起因する肩・肘の障害に関する系統的理解を深めてもらいたいと思います。

　本書がスポーツ整形外科に興味を持つ若い世代や,実際にこの領域の手術に取り組んでいる先生方の有益な指南書となることを祈念しております。最後になりますが,ご執筆に関して多大な労をとっていただいた各先生に深甚なる謝意を申し上げます。

2017年7月

北海道大学大学院医学研究院整形外科学教授

岩崎倫政

スポーツ復帰のための手術 肩・肘

CONTENTS

I 肩

スポーツによる肩関節不安定症の病態と診断	山本宣幸	2
超音波によるスポーツ肩・肘障害の診断	後藤英之	10
肩鎖関節脱臼に対する鏡視下烏口鎖骨靱帯再建術	橋口　宏ほか	26
スポーツ選手に対する腱板断裂修復術	大西和友ほか	34
外傷性肩関節前方不安定症に対する 　鏡視下Latarjet-Bankart法	呉屋五十八ほか	48
外傷性肩関節前方不安定症に対する 　直視下Latarjet-Bankart法	望月智之	60
loose shoulderに対する手術療法	船越忠直	74
スポーツによる胸郭出口症候群の診断と手術法	古島弘三ほか	86

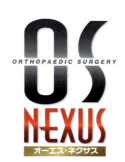

No.11

II 肘

スポーツによる尺骨神経障害に対する手術法	近藤　真	100
肘頭骨端離開・疲労骨折に対する診断と手術法	佐藤和毅	106
肘内側側副靱帯再建術	山崎哲也	118
肘離断性骨軟骨炎に対する膝骨軟骨柱移植術	丸山真博ほか	130
肘離断性骨軟骨炎に対する肋骨肋軟骨柱移植術	田中啓之ほか	138
上腕骨外側上顆炎（難治例）に対する手術療法 　関節鏡下手術	新井　猛	146
肘関節外側不安定症に対する手術療法	稲垣克記ほか	152
肘スポーツ障害に対する鏡視下手術	岩目敏幸ほか	160

執筆者一覧

■ 担当編集委員

岩崎　倫政	北海道大学大学院医学研究院整形外科学教授

■ 執筆者（掲載順）

山本　宣幸	東北大学大学院医学系研究科外科病態学講座整形外科学分野講師
後藤　英之	名古屋市立大学大学院医学研究科整形外科学准教授
橋口　　宏	日本医科大学千葉北総病院整形外科部長
阿部　一雅	日本医科大学千葉北総病院整形外科
大西　和友	船橋整形外科病院スポーツ医学・関節センター
菅谷　啓之	船橋整形外科病院スポーツ医学・関節センター長
呉屋五十八	整形外科北新病院上肢人工関節・内視鏡センター
末永　直樹	整形外科北新病院上肢人工関節・内視鏡センターセンター長
望月　智之	日産厚生会玉川病院整形外科副部長
船越　忠直	北海道大学病院整形外科講師
古島　弘三	慶友整形外科病院スポーツ医学センター長
草野　　寛	慶友整形外科病院スポーツ医学センター
伊藤　恵康	慶友整形外科病院病院長
近藤　　真	北海道整形外科記念病院副院長
佐藤　和毅	慶應義塾大学医学部整形外科学准教授
山崎　哲也	横浜南共済病院スポーツ整形外科部長
丸山　真博	山形大学医学部整形外科学
高原　政利	泉整形外科病院院長
田中　啓之	大阪大学大学院医学系研究科器官制御外科学
島田　幸造	JCHO大阪病院救急部/スポーツ医学科部長
新井　　猛	聖マリアンナ医科大学整形外科学講師
稲垣　克記	昭和大学医学部整形外科学主任教授
川崎　恵吉	昭和大学医学部整形外科学講師
岩目　敏幸	徳島大学大学院医歯薬学研究部運動機能外科学
松浦　哲也	徳島大学大学院医歯薬学研究部運動機能外科学准教授

肘関節手術のすべて

肘のすべてがここにある！

編集 今谷 潤也　岡山済生会総合病院 整形外科診療部長

編集協力 秋田 恵一　東京医科歯科大学臨床解剖学教授
　　　　　　二村 昭元　東京医科歯科大学臨床解剖学講師

肘関節は3つの骨，内・外多数の筋肉・神経から複雑な構造をもち，骨折や神経障害，軟骨損傷などの疾患・外傷にも多くのパターンがある。本書では手術における解剖を重要視し，筋肉や神経の付着・走行などが術野で実際にどう見えるかを克明に記載した "Anatomical Key Shot" に基づき，肘関節の主な手術の診断・適応・アプローチ，そして手技を豊富なイラストとともに明示して解説。「外傷」「疾患」に加え「小児」「バイオメカニクス」の章を設け，肘の手術に必要な知識を包括的に記載し，肘関節の治療に携わる医師にとって必要な「すべて」を集約した1冊。

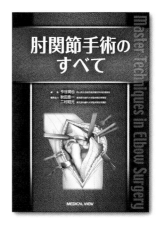

定価（本体18,000円＋税）
A4判・408頁・オールカラー
イラスト500点，写真350点
ISBN978-4-7583-1365-0

Anatomical Key Shot

解剖標本を用いた多数の鮮明な写真により，実際の術野では見えにくい部分がよくわかる！

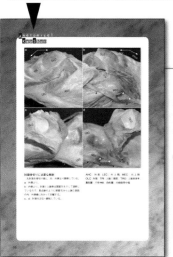

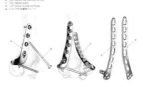

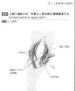
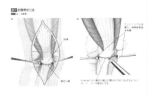

目次

I. 肘関節外傷の治療
- 成人上腕骨遠位端骨折
- 肘頭骨折
- 鉤状突起骨折
- 橈骨頭・頸部骨折
　OR＋IF
　人工橈骨頭
- Monteggia脱臼骨折
- Essex-Lopresti損傷
- 外傷性肘関節靱帯損傷
- 肘関節後外側回旋不安定症
- 肘関節手術に必要な皮弁形成

II. 肘関節疾患の治療
- 肘内側側副靱帯障害（スポーツ障害）
　建術の変遷と現時点のコンセンサス
　スポーツ障害としての肘内側尺側側副靱帯損傷
- 離断性骨軟骨炎（上腕骨小頭）
　術式選択
　鏡視下および直視下穿孔・掻爬術
　吉津法
　モザイクプラスティー
　肋軟骨移植
- 肘頭骨端離開・疲労骨折
- 上腕骨外側上顆炎（内側上顆炎）
　直視下法
　テニス肘の鏡視下手術
- 人工肘関節（TEA）
　TEA総論
　Unlinked type 人工肘関節
　Linked type 人工肘関節
- 肘関節部の末梢神経障害
　特発性前骨間神経麻痺，特発性後骨間神経麻痺
　橈骨神経管症候群
　肘部管症候群に対する血管柄温存尺骨神経皮下前方移動術
- 肘関節拘縮
　内・外側進入法
　津下法
　鏡視下法
- 内反肘・外反肘
- 滑膜切除術

III. 小児の肘外傷，障害・疾患
- 小児上腕骨顆上骨折
- 小児上腕骨内側上顆骨折
- 小児上腕骨外顆骨折
- 上腕骨外顆偽関節の手術療法
- 先天性橈尺骨癒合症

IV. バイオメカニクス
- 手術に必要な肘関節のバイオメカニクス

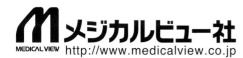

メジカルビュー社
http://www.medicalview.co.jp

※ご注文、お問い合わせは最寄りの医書取扱店または直接弊社営業部まで。
〒162-0845 東京都新宿区市谷本村町2番30号
TEL.03(5228)2050　FAX.03(5228)2059
E-mail（営業部）eigyo@medicalview.co.jp

スマートフォンで書籍の内容紹介や目次がご覧いただけます。

スポーツ外傷・障害を知る・診る・治す・復帰させるための1冊

復帰をめざす スポーツ整形外科

編集 宗田 大
東京医科歯科大学大学院
医歯学総合研究科運動器外科学教授

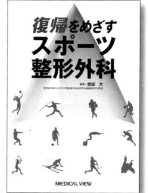

スポーツ外傷・障害について種目ごとに，各スポーツの基礎知識，代表的な病態の診断・治療，リハビリテーションを，ケースレポートを中心に，受傷からスポーツ復帰までを流れで解説。復帰・予防のツボを おさえ日常診療に役立つ1冊。

定価（本体 9,500円＋税）
B5変型判・676頁・2色刷（一部カラー）
イラスト250点，写真200点
ISBN978-4-7583-1040-6

目次構成

スポーツ外傷・障害の診かた

種目別 スポーツ整形外科の診断・治療

▲ **野球** リトルリーガーズショルダーの診断／成長期野球肘の診断 投球障害肩のメカニズムと画像診断／他

▲ **バスケットボール** バスケットボールの外傷・障害（疫学）／バスケットボールにおける膝前十字靱帯損傷の診断／他

▲ **バレーボール** バレーボールにおける上肢・体幹の外傷・障害（疫学）／バレーボールにおける膝前十字靱帯損傷の診断・治療／他

▲ **テニス** テニスの外傷・障害（疫学）／テニススイングにおける動作解析と腰部疾患の関連／テニス肘の診断と治療／他

▲ **陸上競技** 短距離競技，跳躍競技の外傷・障害（疫学）／陸上競技における疲労骨折の早期診断と治療／他

▲ **水泳** 水泳競技の外傷・障害（疫学）／水泳肩の診断と治療／水泳肩に対するリハビリテーション／他

▲ **サッカー** サッカーの外傷・障害（疫学）／サッカーにおける膝前十字靱帯再建術（STG使用）の診断と治療／他

▲ **ラグビー・アメリカンフットボール** ラグビーフットボールの外傷・障害（疫学）／ラグビーにおける頸髄損傷の診断／他

▲ **柔道・相撲** 柔道の外傷・障害（疫学）／相撲の外傷・障害（疫学）／柔道・相撲における鎖骨骨折の診断と保存療法／他

▲ **スキー・スノーボード** スノーボードの外傷・障害（疫学）／スキーにおける膝前十字靱帯損傷の診断と治療／他

小児・成長期のスポーツ外傷・障害に対する指導と予防

スポーツ外傷・障害における基礎知識

改訂第2版

最新MRI画像で肩関節がこんなにみえる！
整形外科医必携！

肩関節のMRI 読影ポイントのすべて

編集 佐志 隆士 八重洲クリニック
井樋 栄二 東北大学大学院医学系研究科医科学専攻 外科病態学講座整形外科学分野教授
秋田 恵一 東京医科歯科大学大学院 医歯学総合研究科臨床解剖学分野教授

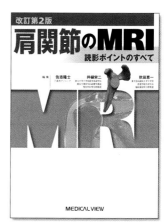

佐志先生流の率直で，平易で，読みやすい本文はそのままに，新たに解剖学の情報を加え，画像量も大幅にアップした，より一層読者のニーズに応える改訂版。MRI画像を最新の鮮明画像に差替え，イラストは解剖学的視点を加味して一新し，情報を最新化した，臨床ですぐ使える肩関節MRI診断の教科書。

目次構成

MRI 正常解剖図譜 斜位冠状断，斜位矢状断，軸位断

1. 基礎
肩関節の解剖とMRI／肩関節の機能解剖と病態／肩関節の外来診察

2. 臨床
疼痛肩―腱板断裂／疼痛肩―突き上げと擦れ（インピンジメント）／疼痛肩―石灰沈着性腱板炎／疼痛肩―上腕二頭筋長頭腱炎／疼痛肩―上腕二頭筋長頭腱断裂／疼痛肩―上腕二頭筋長頭腱亜脱臼，脱臼／疼痛肩―Hidden lesion（隠された病変）／疼痛肩―筋損傷／疼痛肩―上腕骨頭大結節不全骨折，骨挫傷／疼痛肩―腋窩嚢拘縮，腱板疎部拘縮／疼痛肩―腱板疎部炎，腱板疎部損傷／スポーツ障害肩／不安定肩／その他の肩関節疾患

3. MRIの基礎知識
MRIの基礎知識／撮像方法

読影の壺 疾患別にみる読影・臨床のポイント

肩関節の整形外科用語

定価（本体 8,500円＋税）
B5変型判・336頁・2色刷（一部カラー）
写真986点，イラスト155点
ISBN978-4-7583-1041-3

※ご注文，お問い合わせは最寄りの医書取扱店または直接弊社営業部まで。

メジカルビュー社
〒162-0845 東京都新宿区市谷本村町2番30号
TEL.03(5228)2050 FAX.03(5228)2059
http://www.medicalview.co.jp E-mail（営業部） eigyo@medicalview.co.jp

スマートフォンで書籍の内容紹介や目次がご覧いただけます。

電子版の閲覧方法

メジカルビュー社 eBook Library

本書の電子版をiOS端末，Android端末，Windows PC（動作環境をご確認ください）でご覧いただけます。下記の手順でダウンロードしてご利用ください。
ご不明な点は，各画面のヘルプをご参照ください。

1 会員登録（すでにご登録済みの場合は2にお進みください）

まず最初に，メジカルビュー社ホームページの会員登録が必要です（ホームページの会員登録とeBook Libraryの会員登録は共通です）。PCまたはタブレットから以下のURLのページにアクセスいただき，「新規会員登録フォーム」からメールアドレス，パスワードのほか，必要事項をご登録ください。

https://www.medicalview.co.jp/ebook/

▶右記のQRコードからも進めます

2 コンテンツ登録

会員登録がお済みになったら「コンテンツ登録」にお進みください。
https://www.medicalview.co.jp/ebook/のページで，1 会員登録したメールアドレスとパスワードでログインしていただき，下記のシリアルナンバーを使ってご登録いただくと，お客様の会員情報にコンテンツの情報が追加されます。

本書電子版のシリアルナンバー
コイン等で削ってください

※本電子版の利用許諾は，本書1冊について個人購入者1名に許諾されます。購入者以外の方の利用はできません。
また，図書館・図書室などの複数の方の利用を前提とする場合には，本電子版の利用はできません。
※シリアルナンバーは一度のみ登録可能で，再発行できませんので大切に保管してください。また，第三者に使用されることの無いようにご注意ください。

3 ビュアーアプリのインストール

お客様のご利用端末に対応したビュアーをインストールしてください。

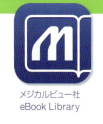
メジカルビュー社
eBook Library

⬇ **iOS版『メジカルビュー社 eBook Library』ビュアーアプリ**（無料）
App Storeで「メジカルビュー社」で検索してください。

⬇ **Android OS版『メジカルビュー社 eBook Library』ビュアーアプリ**（無料）
Google Playで「メジカルビュー社」で検索してください。
※Kindle Fireには対応しておりません。恐れ入りますが他の端末をご利用ください。

⬇ **Windows PC版『メジカルビュー社 eBook Library』ビュアー**（無料）
http://www.medicalview.co.jp/ebook/windows/のページから
インストーラーをダウンロードしてインストールしてください。

4 コンテンツの端末へのダウンロード

❶ 端末のビュアーアプリを起動してください。

❷ 書棚画面上部メニュー右側の ⚙ アイコンを押すと，ユーザー情報設定画面が表示されます。
（Android版，Windows版 は表示されるメニューから「ユーザー情報設定」を選択）

ユーザー情報
メールアドレス
パスワード
設定

※画面やアイコンは変更となる場合がございます。

ここでは，**1**の手順で会員登録したメールアドレスとパスワードを入力して「設定」を押してください。

この手順により端末にコンテンツのダウンロードが可能になります。会員登録と違うメールアドレス，パスワードを設定するとコンテンツのダウンロードができませんのでご注意ください。

❸ 書棚画面上部メニューの ➕ アイコンを押すとダウンロード可能なコンテンツが表示されますので，選択してダウンロードしてください。
ダウンロードしたコンテンツが書棚に並び閲覧可能な状態になります。選択して起動してください。

※PCとタブレットなど2台までの端末にコンテンツをダウンロードできます。

5 コンテンツの端末からの削除

端末の容量の問題等でコンテンツを削除したい場合は下記の手順で行ってください。

❶ 書棚画面上部メニューの ➖ アイコンを押すと，端末内のコンテンツが一覧表示されます。コンテンツ左側の削除ボタンを押すことで削除できます。

※コンテンツは **4** の **❸** の手順で再ダウンロード可能です。
※端末の変更等でご使用にならなくなる場合，コンテンツを端末から削除してください。コンテンツをダウンロードした端末が2台あり，削除しないで端末を変更した場合は新たな端末でコンテンツのダウンロードができませんのでご注意ください。

ビュアーの動作環境 ※2017年7月1日時点での動作環境です。バージョンアップ等で変更になる場合がございますので当社ウェブサイトでご確認ください。

iOS
iOS 8.3 以降をインストールできる iOS 端末

Windows PC ※Macintosh PCには対応していません。
Windows 7/Windows 8.1/Windows10を搭載のPC
（CPU：Core i3 以上，メモリ：4GB 以上，
ディスプレイ：1,024 x 768 以上の画面解像度）

Android
RAMを1GB以上搭載した, Android OS 4.0 以降を
インストールできる端末
※Kindle Fire には対応しておりません。恐れ入りますが他の端末をご利用ください。

肩 I

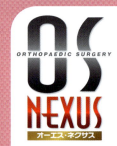

I. 肩

スポーツによる肩関節不安定症の病態と診断

東北大学大学院医学系研究科外科病態学講座整形外科学分野　山本　宣幸

Introduction

術前情報

　スポーツ選手における肩関節不安定症といえば，外傷性肩関節前方脱臼を考える医師が多いかもしれない。柔道で投げられて受傷したとか，アメリカンフットボールでタックルされて受傷したなど，明らかな受傷機転がある場合は外傷性肩関節前方脱臼と考えて診察，検査を進めていけばよい。しかし，ボールを投げようとしたとか腕を振り回した動作など，外傷ではない受傷機転で脱臼したときは外傷性肩関節前方脱臼以外に動揺肩も念頭に置いて診察に当たる必要がある。特に10歳代は動揺肩の前方不安定性によるものが意外と多い。肩関節脱臼患者を診察する場合，問診で初回脱臼なのか反復性脱臼なのか，自己整復できたのか，病院で整復を受けたのかを聴取する。自己整復できたから動揺肩というわけではない。外傷性肩関節前方脱臼でも関節弛緩性が強い場合は自己整復が可能である。反復性脱臼の場合は他院での治療（外旋固定を受けたかどうか）や検査（CT検査やMRI関節造影検査）を受けたかどうかも確認する。

概要

1. 外傷性肩関節前方脱臼
   ・肩関節脱臼は本当に外転外旋肢位で生じるのか？
   ・動揺肩との鑑別
2. 非外傷性肩関節前方不安定症

① 外傷性肩関節脱臼と動揺肩でみられる前方不安定症との鑑別ポイントを示した。
② 肩関節前方脱臼は，必ずしも外転外旋位で生じているわけではない。
③ 非外傷性肩関節前方不安定症は，わずかな前方不安定性を呈する。

病態と診断

1 外傷性肩関節前方脱臼

肩関節脱臼は本当に外転外旋肢位で生じるのか？

　これまで外傷性肩関節前方脱臼は外転外旋位で生じると信じられてきており，外転外旋位は脱臼肢位とよばれてきた 図1a 。確かにanterior apprehension test 図1b は外転90°，外旋90°の肢位で行い，患者の前方不安感を誘発する理学テストである。しかし，脱臼した患者に脱臼肢位を尋ねると，必ずしも外転外旋位ではないことがわかる。これは多くの肩関節外科医が経験していると思われる。例えば，野球中にヘッドスライディングで受傷した選手は挙上位で脱臼する。ラグビー中にタックルした際に受傷した選手は45～60°程度の低い外転位で脱臼する。

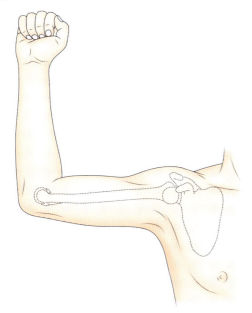 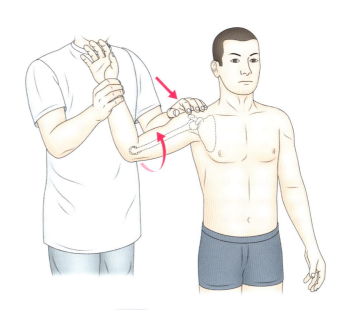

図1 いわゆる脱臼肢位（外転外旋位）

a：脱臼肢位
b：anterior apprehension test
外傷性肩関節前方脱臼は外転外旋肢位で生じると信じられてきており，外転外旋位はいわゆる脱臼肢位とよばれてきた。

これまでに，どの肢位でどれくらいの脱臼が生じていたかは明らかではなかった。最近になって，いくつか報告がされ始めている。著者ら[1]も脱臼肢位を明らかにするために，CT画像を用いた研究を行った。反復性肩関節前方脱臼患者100人の3D-CT画像を用いて脱臼の生じた肢位を推測した 図2 。Hill-Sachs損傷と関節窩を画像解析ソフトを用いて人為的にかみ込ませ，そのときの肢位の角度を計測した。かみ込みの生じる肢位は平均外転$74\pm20°$，外旋$27\pm20°$，水平内転$4\pm21°$であることがわかった 図3 。本研究結果からHill-Sachs損傷は，いわゆる脱臼肢位（外転外旋位）より小さな外転および外旋角度で生じていることが示唆された。ただ別の可能性としてHill-Sachs損傷が脱臼時ではなく脱臼後により小さな外転および外旋角度で生じている可能性も考えられる。

　Krønerら[2]は25,000人を対象とした大規模な疫学調査を行い，前方脱臼を経験した216人について受傷機転を調査している。最も多かったのは肩を直接強打し受傷したというもので，46％だったと述べている。ただし，残念ながら受傷時の肢位については明らかにしていない。最近は動画解析による受傷肢位の調査も行われている。Crichtonら[3]はラグビー選手16人の動画解析を行い，8人の選手は挙上90°以上で受傷し，3人は外転位で後方へ強制され受傷，残りの5人は外転内旋位か内転内旋位で外旋を強制され受傷していると述べている。Longoら[4]もラグビー選手3人の動画解析を行い，外転内旋位での受傷が2人で，挙上内旋位が1人であったと報告している。これらの動画解析からも脱臼肢位は外転外旋位だけではなく，それ以外の肢位でも生じていることがわかる。

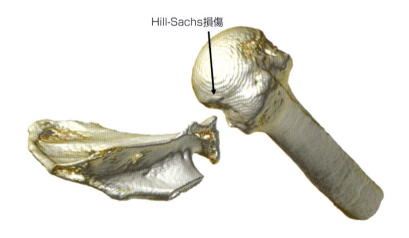

図2 Hill-Sachs損傷を関節窩にかみ込ませる

3D-CT画像上，Hill-Sachs損傷を関節窩に人為的にかみ込ませ，そのときの肢位から脱臼の生じる肢位を推測した。

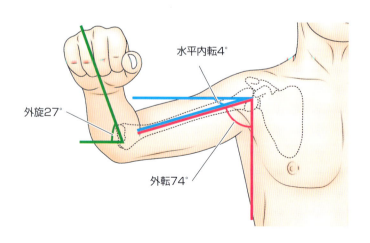

図3 CT画像から推測した脱臼肢位

かみ込みの生じる肢位は平均外転74°，外旋27°，水平内転4°であった。

動揺肩との鑑別 表1

10歳代のスポーツ選手が「肩がはずれる」と外来を受診した際に，鑑別として考えなければいけないのは動揺肩である。つまり「外傷性前方脱臼」と「動揺肩の前方不安定性」との鑑別である。簡単にいうと，外傷で肩が前方に脱臼するようになったのか，もともと肩が緩くて前方の不安定性が生じるようになったのか，である。この鑑別が意外と難しいことがある。どちらの場合も患者は「肩がはずれる」と訴えて受診する。身体所見のみでは両者を鑑別しきれない。外傷性前方脱臼患者でも，もともと関節弛緩性があって外傷を契機に発症した可能性があるからである。

> **コツ&注意 NEXUS view**
> 20歳代以上では外傷性前方脱臼が多くを占めるのだが，10歳代は動揺肩の頻度が他の年齢に比べて多いため注意を要する。

		外傷性肩関節脱臼	動揺肩でみられる前方不安定性	
誘因	発症の原因	明らかな外傷歴あり	軽微な外傷もしくは誘因なし	
整復	自己整復の可否	ときに可	常に可	動揺肩で他人による整復操作が必要になることはほとんどない
現症	疼痛	−	＋	急性期を過ぎた外傷性脱臼では合併損傷（SLAP損傷や腱板断裂など）がない限り痛みは伴わない
理学所見	anterior apprehension test	多くの場合＋	−	外傷性脱臼でも陽性にならないこともある
	anterior drawer test	ときに＋	＋	動揺肩では下方を含め2方向以上の関節弛緩性を認める
	posterior drawer test	ときに＋	＋	外傷性脱臼でももともと関節弛緩性がある場合には陽性になる
	sulcus sign	ときに＋	＋	
画像所見 ①単純X線	骨頭の下方偏位	−	＋	動揺肩では下方弛緩性のため骨頭の下方偏位を認める
	関節窩の骨片	ときに＋	−	外傷性脱臼では小さな骨片を認めることがある
	挙上位でのslipping	−	＋	動揺肩では後方へのslapping現象を認める
	Stryker viewでのHill-Sachs損傷	多くの場合＋	−	動揺肩でHill-Sachs損傷を認めることはない
②CT	関節窩の骨欠損	ときに＋	−	外傷性脱臼では前方関節窩の骨欠損を認めることがある
	関節窩の低形成	−	ときに＋	動揺肩では後下方の低形成を認めることがある
③MR関節造影	Bankart損傷	多くの場合＋	−	外傷性脱臼では9割みられる。ただし，関節包断裂やHAGL損傷もあるので注意が必要
	関節包の弛緩	ときに＋	常に＋	動揺肩では前方以外に後方や下方への関節包の弛緩および関節容量の増大を認める

表1 外傷性肩関節脱臼と動揺肩でみられる前方不安定性との鑑別のポイント

最終的な鑑別には，CT検査やMRI関節造影検査などの画像検査が必要である。CT検査では関節窩および骨頭の骨欠損，そして関節窩低形成の有無を確認する。動揺肩では関節弛緩性が強いため外傷性前方脱臼にみられるようなHill-Sachs損傷や関節窩骨欠損はみられないが，肩峰や関節窩の低形成（特に後下方）がみられることがある 図4 。

　外傷性前方脱臼では上腕骨頭の陥没骨折であるHill-Sachs損傷や関節窩骨欠損（摩耗もしくは骨片）がみられる。MRI関節造影検査ではBankart損傷の有無や関節包弛緩の有無をチェックする。外傷性前方脱臼では関節唇-下関節上腕靱帯複合体の関節窩からの剥離（いわゆるBankart損傷）がみられる。Bankart損傷の発生頻度は過去の文献をみると，90〜100％と非常に高い。この数字が示すとおり，ほとんどの症例でBankart損傷を認める。

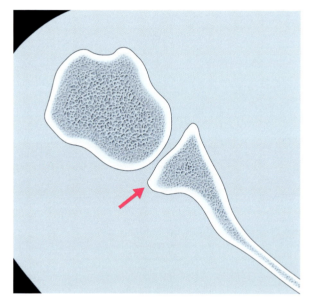
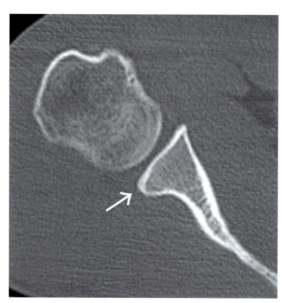

図4 動揺肩でみられる関節窩の低形成
動揺肩では後下方関節窩の低形成（矢印）がみられることがある。

しかし，逆にBankart損傷を認めない症例もわずかに存在することがわかる。例えば，HAGL（humeral side avulsion of inferior glenohumeral ligament）損傷や関節包断裂などの病変である。Bankart損傷を認めない症例に遭遇した場合，これらの病変を疑うのと同時に，動揺肩による前方不安定性も頭に入れておく必要がある。関節容量の増大や関節包の弛緩はどちらにもみられる 図5，図6。動揺肩では関節包は菲薄化し弛緩しており，前方だけでなく，下方や後方にもこの所見がみられる。外傷性前方脱臼でも前方の関節容量の増大や関節包の弛緩はみられることがあり，合併する場合としない場合の両方があることを念頭に置く必要がある。

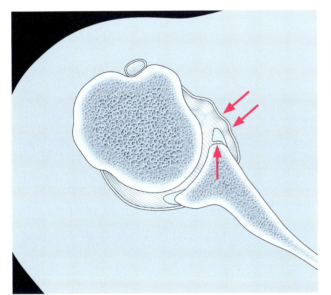

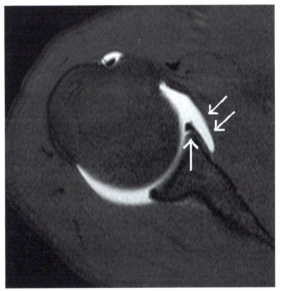

図5 前方弛緩性のある外傷性前方脱臼のMRI関節造影所見
Bankart損傷（1本矢印）に加え，関節容量の増大（2本矢印）や関節包の弛緩もみられる。

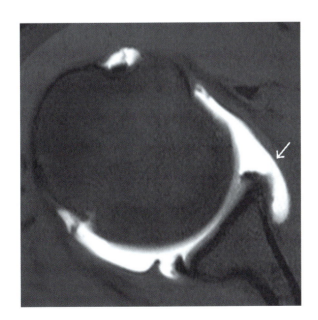

図6 動揺肩でみられるMRI関節造影所見
Bankart損傷は認めず，関節容量の増大（矢印）や関節包の弛緩のみを認める。

2 非外傷性肩関節前方不安定症

　投球障害肩はさまざまな要因が関与していることが知られている。野球選手の投球側で外転位の外旋角度は増大し，内旋角度は減少（回旋アークが外旋方向にシフト）していることはよく知られている。この原因は大きく2つに分けることができる。つまり，骨性の要素と軟部組織の要素である。骨性の要素とは上腕骨後捻の増大であり，軟部組織の要素とは関節包や筋の弛緩性の増大である。これらの変化は投球動作に対する適応の結果生じているものである。しかし，投球動作を繰り返すうちにこの弛緩性は不安定性になることがある。つまり，無症状の「弛緩性」から有症状の「不安定性」になるのである。この不安定性は外傷性前方脱臼とは異なり，軽度の変化で身体所見や画像などではなかなかとらえにくい。

　Jobeら[5]は投球障害肩の痛みの原因の1つとして前方不安定性の程度を指摘している。しかし，この前方不安定性の程度はわずかであり，外傷性肩関節前方脱臼にみられる前方不安定性と異なり客観的に評価しにくい。外傷性肩関節前方脱臼では身体所見でanterior apprehension testが陽性になり，また画像所見ではBankart損傷がみられ診断に必要な客観的な所見が得られる。一方で，投球障害肩でみられるわずかな前方不安定性はrelocation test 図7 が陽性となることもあるが，必ずしも身体所見でとらえにくい。また画像検査でもこのわずかな前方不安定性を同定できない。

　この病態を明らかにするために，より明確で客観的な理学テストや画像検査が今後必要である。前方不安定性が投球障害肩の痛みの原因であるという報告がある一方で，肩後方タイトネスが原因であるという報告も多数ある。Burkhartら[6]は肩後下方の関節包が肥厚し，固くなることによって肩甲上腕関節の内旋制限（いわゆるGIRD；glenohumeral internal rotation deficit）が生じ，それが投球障害肩のキーとなる病態になっていると述べている。また後方関節包を鏡視下に切離することによって改善することができるとも述べている。後方タイトネスが肩internal impingementの原因になっていることは生体力学的にも証明されている。このように，前方の不安定性が原因となっているのか，後方タイトネスが原因となっているのかはまだ明らかではなく，今後のさらなる解明が期待される。

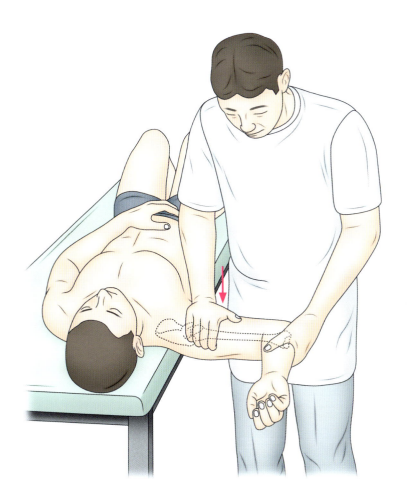

図7 relocation test
仰臥位で骨頭を後方へ押し込むことによって，外転外旋位における痛みが消失または減弱する。

文献
1) 川上　純, 山本宣幸, 永元英明, ほか. Hill-Sachs損傷はどの肢位でできるのか？ 肩関節 2015；39：424-7.
2) Krøner K, Lind T, Jensen J. The epidemiology of shoulder dislocations. Arch Orthop Trauma surg 1989；108：288-90.
3) Crichton J, Jones DR, Funk L. Mechanisms of traumatic shoulder injury in elite rugby players. Br J Sports Med 2012；46：538-42.
4) Longo UG, Huijsmans PE, Maffulli N, et al. Video analysis of the mechanisms of shoulder dislocation in four elite rugby players. J Orthop Sci 2011；16：389-97.
5) Jobe FW, Kvitne RS, Giangarra CE. Shoulder pain in the overhand or throwing athlete. The relationship of anterior instability and rotator cuff impingement. Orthop Rev 1989；18：963-75.
6) Burkhart SS, Morgan CD, Kibler WB. The disabled throwing shoulder：spectrum of pathology Part I：pathoanatomy and biomechanics. Arthroscopy 2003；19：404-20.

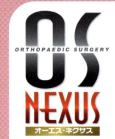

I. 肩

超音波によるスポーツ肩・肘障害の診断

名古屋市立大学大学院医学研究科整形外科学　後藤　英之

Introduction

術前情報

　スポーツ障害は，疲労骨折などを除けば，筋肉，靱帯，腱，などの軟部組織の損傷である。また，成長期には骨端軟骨や骨化核の障害などの軟骨組織の損傷が生じる。これらの損傷を単純X線撮影のみで診断するのは困難である。よってMRIや超音波検査による軟部組織の評価が，スポーツ障害の画像診断には必須である。超音波断層検査は機器の発達に伴う画像の鮮明化により，診断精度が飛躍的に向上しており，機器の軽量・コンパクト化が進んだ結果，スポーツ現場での使用も可能となっている。また，動態評価や血流の評価，組織弾性の測定などによってリアルタイムに障害部位の状態を把握することができる。さらに超音波ガイド下の注射を行うことで，注射部位の精度を高めることができ，より確実で効果的な治療を行うことができる。まずはじめに，肩・肘の超音波検査法について述べる。

概要

1. 肩関節の超音波検査手技
   ・撮像法
2. 肘関節の超音波検査手技
   ・撮像法
3. 疾患別の超音波検査手技
   ・リトルリーガーズショルダー（上腕骨近位骨端線損傷）
   ・肩峰下滑液包炎と腱板断裂
   ・上方関節唇損傷（SLAP損傷）
   ・前方関節唇損傷（Bankart損傷）
   ・上腕骨小頭部障害
   ・上腕骨内側部障害
   ・後方肘頭部障害

肩関節の超音波検査
❶ 前方・上方・後方走査を一連の撮像法として行う。
❷ 標的部位の動態評価・血流評価によって病態を把握する。

肘関節の超音波検査
❶ 前方・後方・内側走査，肘頭部走査を一連の撮像法として行う。
❷ 標的部位の動態評価・血流評価によって病態を把握する。

検査手技

1 肩関節の超音波検査手技

　肩関節のスポーツ損傷は，軟部組織損傷がほとんどである。肩に対する超音波検査では撮像法を工夫し，理学所見と合わせて総合的に判断することによって，より詳細な損傷部位の把握が可能である。超音波検査の利点は，①疼痛部位について直接確認をしながら観察できること，②血流の増加や軟部組織，滑液包の腫脹による炎症性変化をとらえることができること，③動態評価による関節の安定性や可動性を確認できることである。また超音波ガイド下の注射は疼痛誘発部位を特定するのに有用である。さらに，経時的な変化をみることによってスポーツ復帰への指標を得ることも可能である[1]。

撮像法

体位
　患者を座位とし肩関節軽度伸展，中間位とする（腋は閉じて，肘は屈曲，前腕回外位で大腿部に置くとよい）。

検査の流れ
　前方より撮像を開始する。

ターゲットとなる組織と撮像方向
・肩前方走査
　①上腕二頭筋長頭腱短軸像を描出する 図1a 。
　②上腕を外旋し肩甲下筋長軸像を描出する 図1b 。
　③上腕二頭筋長頭腱長軸像を描出する 図1c 。

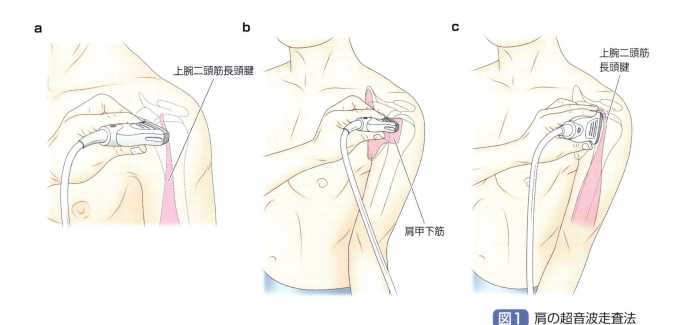

図1 肩の超音波走査法
a：前方走査
b：前方走査，上腕骨外旋位
c：前方走査，上腕二頭筋長頭腱の長軸像を描出

- 肩上方走査
  - ④探触子（プローブ）を上方に移動し，棘上筋腱の長軸像を描出 図1d 。
  - ⑤プローブを90°回転させ，棘上筋から棘下筋の短軸像を描出。
  - ⑥動態観察：烏口肩峰アーチでのインピンジメントの有無を確認 図1e 。
- 肩後方走査
  - ⑦上腕を軽度屈曲して後方へ移動し，肩関節後方の観察。
  - ⑧関節窩，後方関節唇の評価，棘下筋腱や後方関節包の動態観察 図1f 。

> **コツ&注意 NEXUS view**
>
> 肩関節は球関節であるためプローブ走査時は骨頭の中心に向かって弧を描くように移動させつつ，傾きを常に変化させる。肩を伸展位にするとターゲットとなる腱板組織をより広範囲に観察できる 図2 。

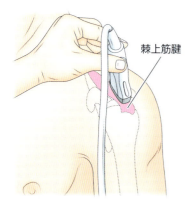
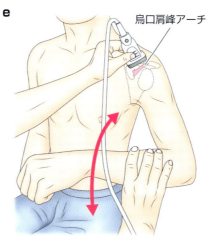
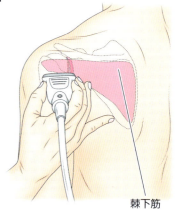

図1 肩の超音波走査法（つづき）
d：上方走査
e：烏口肩峰アーチにおける動態評価
f：後方走査

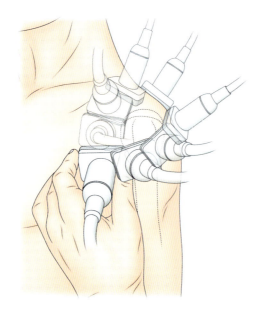

図2 肩の曲面に合わせたプローブの動き

プローブを肩頭の中心に向かって横の動きと傾きを常に変化させる。

・肩関節唇の評価
　⑨鎖骨肩峰間隙からの上方関節唇の観察（下垂位，牽引，外転，内・外旋）。
　⑩前方および腋窩アプローチによる前方および前下方関節唇の観察（外転外旋位）。

> **コツ&注意　NEXUS view**
> 　後方や関節唇の走査では焦点を深くするとともに，発振周波数を下げ，深部の描出能を高めるとよい。注射を行う際や動態評価では，非利き手でプローブを把持できるよう訓練する図3。

> **コツ&注意　NEXUS view**
> 　肩の超音波検査の弱点としては，肩峰や烏口突起など，骨で覆われた部分の描出ができないこと，肩甲上腕関節など深部組織の描出能が劣ることが挙げられる。よって理学所見と合わせて総合的に判断し，必要であれば他の検査を追加して評価することが必要である。

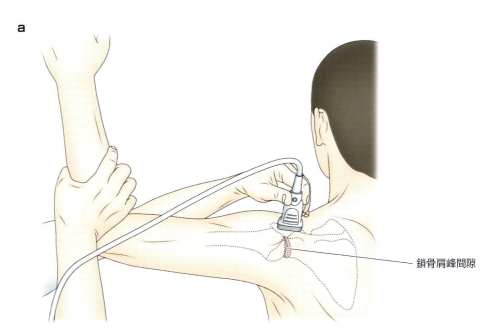

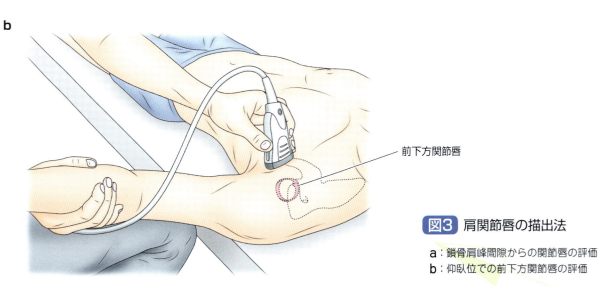

図3 肩関節唇の描出法
a：鎖骨肩峰間隙からの関節唇の評価
b：仰臥位での前下方関節唇の評価

2 肘関節の超音波検査手技

　肘関節における超音波検査としては，①骨および軟骨病変と軟部組織病変の判断，②病変部の動態評価，③関節動揺性の評価，④損傷部周辺の血流の評価や神経の形態，動態評価が可能であることが挙げられる。また複数回の損傷部の経時的変化や注射治療でのガイドとしても利用できる。

撮像法

体位

　患者を座位とし肘関節伸展，回外位，手台を使用するとよい。

検査の流れ

　肘前方より撮像を開始する。

ターゲットとなる組織と撮像方向

・肘前方走査

　①橈骨頭短軸像，回内・回外運動による動態評価。

　②上腕骨小頭部：前方からの短軸像と長軸像の評価。

　③上腕骨滑車部：長軸像による骨棘や遊離体の評価 図4a ， 図4b 。

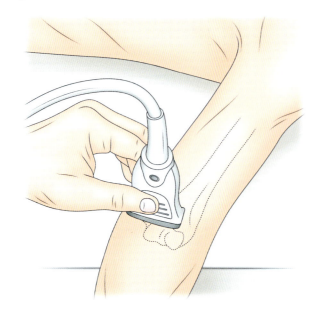 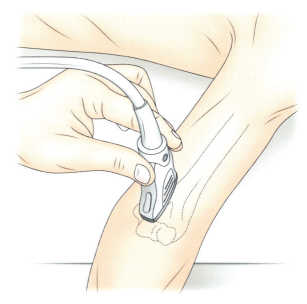

図4 上腕骨小頭部および上腕骨滑車部の超音波走査法
a：前方走査（短軸像）
b：前方走査（長軸像）

・肘後方走査
　④後方からの上腕骨小頭部の長軸像および短軸像の評価 図4c，図4d。

> **コツ&注意　NEXUS view**
> 肘前方走査では肘を伸展位に保つ。肘後方走査では肘の屈曲を深くして評価する[2]。上腕骨小頭部の病変の不安定性は，橈骨頭の回内・回外運動による回旋ストレスを加えるとよい。

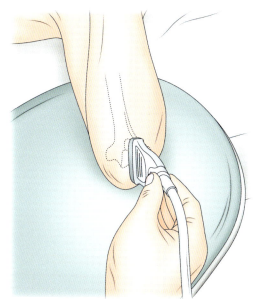

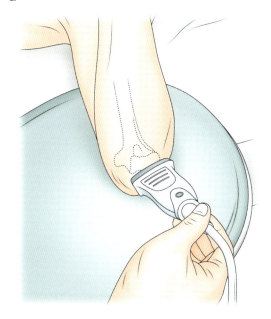

図4 上腕骨小頭部および
　　 上腕骨滑車部の超音波走査法（つづき）

c：後方走査（長軸像）
d：後方走査（短軸像）

・肘内側走査

⑤上腕骨内上顆部：肘関節を90°屈曲位として前腕屈筋群，回内筋，内側側副靱帯（medial collateral ligament；MCL）の評価。

⑥尺骨神経：短軸像による評価。

⑦肘関節外反動揺性：外反ストレス負荷による関節の開大距離を測定。

> **コツ&注意 NEXUS view**
> 肘内側走査では肘を90°屈曲位として尺骨軸に30°の方向にプローブを当てると画像を描出しやすい。外反ストレス負荷は仰臥位でgravity stressを用いるとよい 図5a。

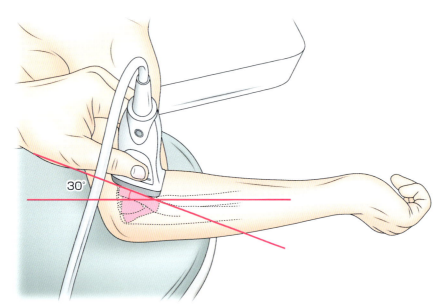

図5 肘内側部，後方，上腕骨外上顆部の描出法

a：肘MCLの長軸像。肘関節90°屈曲位として尺骨軸に約30°の角度で当てるとよい。

・肘外側および肘頭部走査

⑧上腕骨外上顆：肘30°屈曲位として上腕骨外上顆から橈骨頭までの長軸像を撮像し，短橈側手根伸筋の起始部，腕橈関節の評価 図5b 。

⑨肘頭部の観察：長軸像による肘頭の骨棘や遊離体の評価 図5c 。

> **コツ&注意 NEXUS view**
> 短橈側手根伸筋の起始部は血流評価で病変部の深度を特定する。
> 肘頭部は肘の屈曲伸展によって遊離体の動態を観察する。

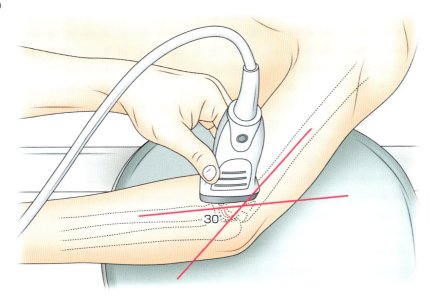

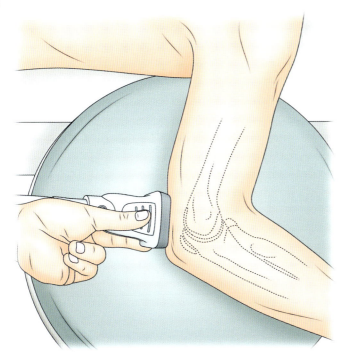

図5 肘内側部，後方，上腕骨外上顆部の描出法（つづき）

b：肘30°屈曲位で上腕骨外上顆部から橈骨に平行にプローブを当てる。
c：後方走査。肘頭部を描出し屈伸することで遊離体の確認をする。

3 疾患別の超音波検査手技

リトルリーガーズショルダー（上腕骨近位骨端線損傷）

　成長期の投球肩障害として代表的なものとしてリトルリーガーズショルダーがある。投球による上腕骨への捻転負荷が原因と考えられる。骨端線の離開まできたすような重症例はごくまれなので，軽症例を見逃さないことが重要である。超音波像では健側と比較して骨端線の開大や骨膜の肥厚が認められる 図6a ， 図6b 。またパワードプラ像によって骨膜周囲の血流増加を認める 図6c 。上腕骨長軸像を描出しながらプローブを前方から後方まで移動させ，骨端線全体を観察する。患・健側を比較しやすいのは上腕骨外側部分の骨端線なので，左右同じ肢位を保持してもらい撮像し比較するとよい。経過とともに血流が減少していくことで治癒が促進していることも観察できる 図6d ， 図6e 。

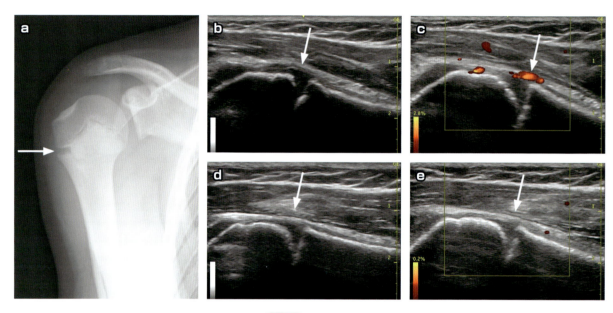

図6 リトルリーガーズショルダー

12歳，男子。
a：単純X線像。上腕骨近位骨端線の開大がみられる（矢印）。
b：上腕骨長軸像。骨端線の開大と骨膜の肥厚がみられる（矢印）。
c：パワードプラ像。骨膜周囲の血流増加がみられる（矢印）。
d：受傷後3週間。骨膜の肥厚は減少している（矢印）。
e：受傷後3週間。血流も低下しており治癒傾向であることがわかる（矢印）。

肩峰下滑液包炎と腱板断裂

　投球障害では投球によるoveruseによって肩峰下滑液包炎がしばしば生じる。このような場合はNeerやHawkinsらの提唱するimpingement signが陽性となる。烏口肩峰靱帯を描出し，上肢を挙上して回旋を加えimpingementの状態を動態観察することも有効である。投球障害では後下方関節包の軟部組織の伸張性低下によるglenohumeral internal rotation deficit（GIRD）が生じることが多いが，上肢の挙上角度を上げて投球動作を再現した状態で動態評価をすることで，骨頭回旋時の求心性低下を評価することもできる。また投球障害では腱板不全断裂が生じやすい。ブロックテストとして行った滑液包注射の後などに再度超音波で評価すると，滑液包の肥厚や腱板表層の不整像がみられることがある 図7。

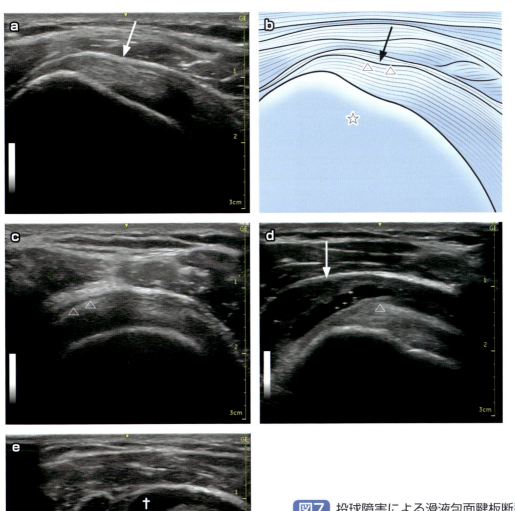

☆：上腕骨頭，矢印：肩峰下滑液包，△：肩峰下滑液包面の陥凹と不整像，†：滑液包と腱板の癒着

図7 投球障害による滑液包面腱板断裂

28歳，男性。
a：棘上筋腱長軸像。肩峰下滑液包面の陥凹と不整像を認める（矢印）。
b：aのシェーマ
c：棘上筋腱短軸像。肩峰下滑液包に低エコー領域（△）を認め，滑液包の炎症を疑う。
d：肩峰下滑液包注射後（長軸像）の所見。滑液包滑膜の肥厚（矢印）と腱板表層の不整像（△）を認める。
e：短軸像。滑液包と腱板の癒着を疑う（†）。

上方関節唇損傷（SLAP損傷）

　投球減速期の影響や前方の関節包の弛緩による後下方の関節包の拘縮などによるinternal impingement，前上方への動揺性が上方関節唇損傷（superior labrum anterior and posterior lesion；SLAP損傷）や腱板損傷につながると考えられている。後方関節唇の描出には，肩甲棘の下方に平行にプローブを当てることで比較的容易に描出ができる。関節包の肥厚の有無や骨頭を回旋させ関節唇や関節包，腱板の動態評価を行う 図8a，図8b。上方関節唇の描出には，肩峰鎖骨間隙からプローブを当てることで描出が可能である。被検者の胸をなるべく張ってもらい間隙を大きくし，マイクロコンベックスタイプのプローブを使用してやや外側に向けて描出すると，関節窩縁と骨頭を描出することができる。ここで下方に牽引して観察することによって，骨頭の下方への動揺性や関節唇の剥離，実質部損傷を描出することができる 図8c，図8d。

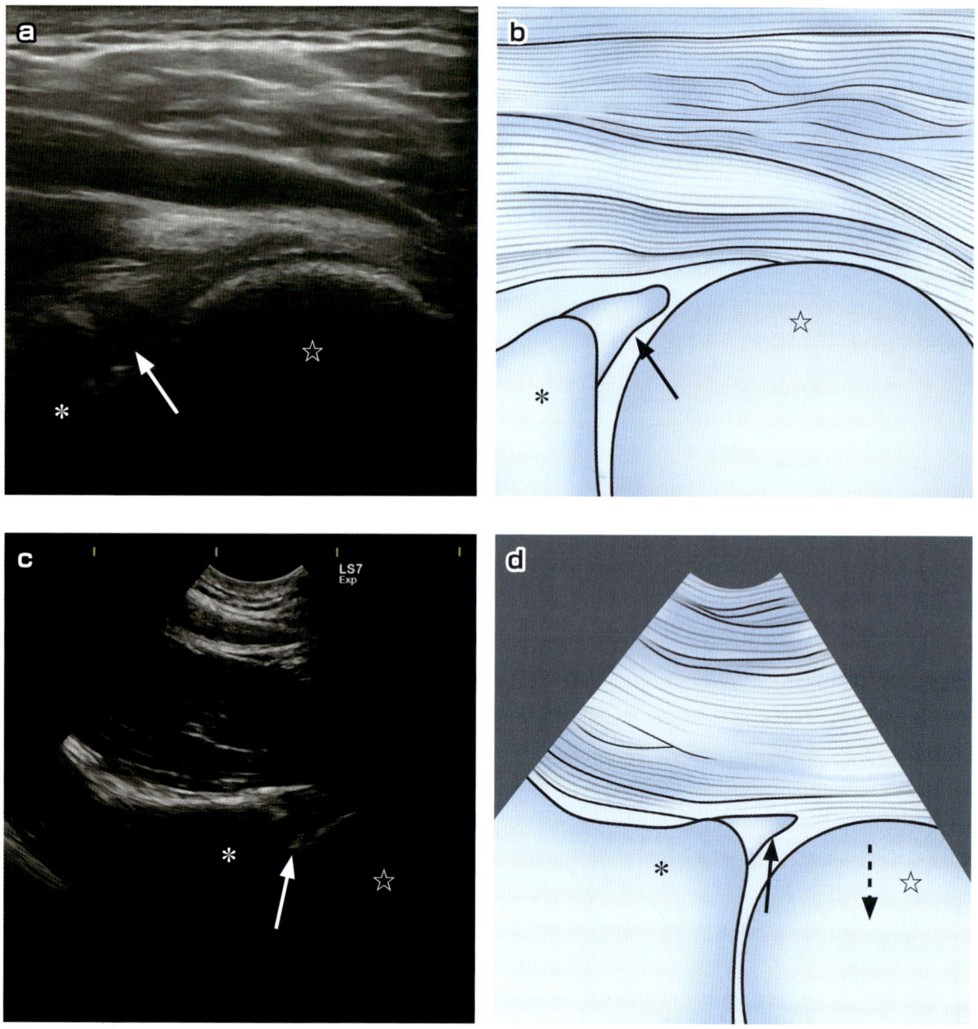

☆：上腕骨頭，＊：肩甲関節窩，実線矢印：関節唇，点線矢印：骨頭への負荷の方向

図8 肩関節唇の超音波画像
a：後方関節唇
b：aのシェーマ
c：上方関節唇。下方への牽引を加えたところ
d：cのシェーマ

前方関節唇損傷（Bankart損傷）

コンタクトスポーツによる骨軸方向へのストレス負荷や，肩関節脱臼による関節唇の評価に有用である．仰臥位として，前方から肩甲下筋腱の長軸像を描出する．プローブを下方に移動させやや内側から傾けながら当てると，肩甲下筋の奥に肩甲関節窩の前縁が出現し関節唇を確認することができる 図8e ， 図8f ．骨頭を内・外旋させたり，後方から骨頭を前方へ押し出すことで関節唇の動態観察や剥離の状態を評価する 図8g ， 図8h ．さらに下方に移動させ，肩関節外転外旋位として前下方の関節唇を評価する．

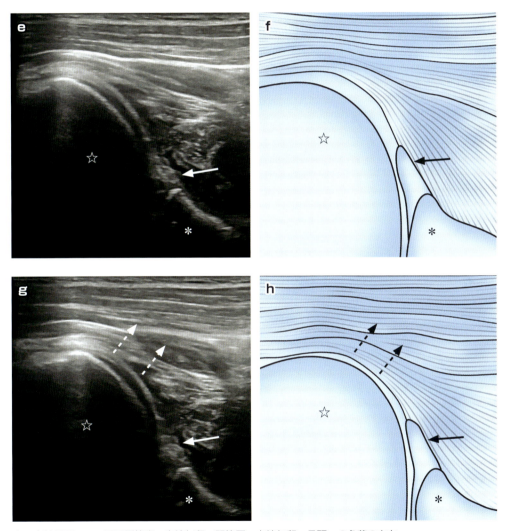

☆：上腕骨頭，＊：肩甲関節窩，実線矢印：関節唇，点線矢印：骨頭への負荷の方向

図8 肩関節唇の超音波画像（つづき）

e：前下方関節唇
f：eのシェーマ
g：前下方関節唇．前方へのストレス負荷時（後方から骨頭を前方へ押し出して撮影），骨頭を前方へ偏位させ関節唇の剥離の有無を確認する．
h：gのシェーマ

上腕骨小頭部障害

　上腕骨小頭部での離断性骨軟骨炎（osteochondritis dissecans：小頭部OCD）は，少年期に発生する難治性の骨軟骨障害であり，野球や器械体操などの肘外側部に反復負荷あるいは荷重負荷のかかる種目の選手に好発する難治性の疾患である。進行すれば遊離体や関節の不適合性を生じて変形性関節症（OA）を併発するおそれがあるため，早期診断が望まれる。肘の伸展制限が顕著な場合は肘関節後方から，伸展制限がない場合は肘関節前方から撮像する。評価のポイントとしては小頭部の軟骨下骨の変化に着目し，初期の小頭部OCDの超音波画像所見は軟骨下骨の不整像や菲薄化がみられ，進行するにつれて軟骨下骨の途絶・陥凹・欠損がみられる。さらに進行すると軟骨下骨の異常可動性が動態観察できる[3] 図9。

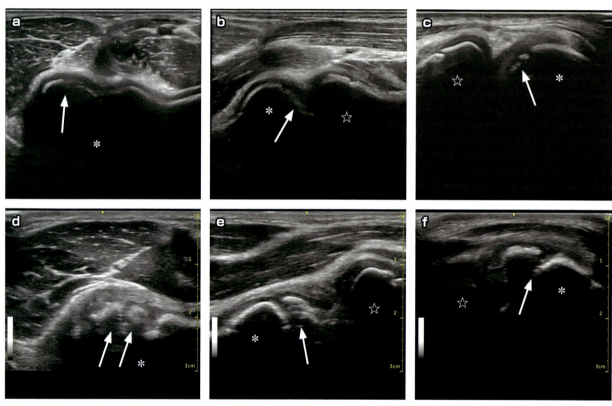

＊：上腕骨小頭，☆：橈骨頭

図9 上腕骨小頭部OCD

a〜c：軟骨下骨の不整像や欠損像（矢印）を認める（a：前方走査長軸像，b：前方走査短軸像，c：後方走査長軸像）。
d〜f：軟骨下骨の途絶や陥凹，欠損（矢印）を認める（d：前方走査長軸像，e：前方走査短軸像，f：後方走査長軸像）。fでは回内・回外運動による橈骨頭の動きに伴い病変の不安定性が認められた。

上腕骨内側部障害

野球肘に代表される成長期内側部障害としては，内側部骨端核障害や内側上顆の骨端線の障害がある。上腕骨内側上顆の形態異常やMCLの線維配列の乱れ，低エコー像の有無を確認する。次に外反ストレスを負荷し，ストレス負荷による骨片の異常可動性の有無や靱帯の伸張性の度合いおよび，関節開大距離を健側と比較する。内側部障害では骨端核の分節化や裂離骨片の異常可動性，靱帯損傷を疑う低エコー像などの所見が認められる[4]。さらに経時的に評価すると，損傷部が治癒するにつれて，骨片の架橋形成，血流の低下や靱帯周囲の腫脹の減少を確認することができる[5] 図10。

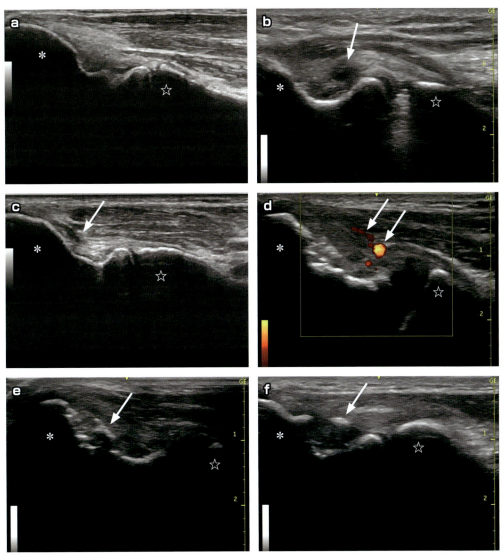

＊：上腕骨内側上顆部，☆：尺骨鉤状結節部

図10 野球肘内側部障害の超音波所見（長軸像）
a：正常
b：靱帯内の低エコー領域を認める（矢印）。
c：上腕骨付着部に低エコー像を認める（矢印）。
d：靱帯表層に血流の増加を認める（矢印）。
e：上腕骨側に裂離骨片を認める（矢印）。
f：裂離骨片が靱帯中央部に遺残している。

後方肘頭部障害（骨棘および関節内遊離体，肘頭疲労骨折，肘頭骨端線損傷）

投球時や肘の伸展時には肘頭部分に圧迫力がかかる。このため肘頭部では，関節症性変化などによる遊離体や骨棘が生じる 図11 。また成長期では肘頭骨端線の損傷や閉鎖不全が，成人では疲労骨折が起こる。超音波像では骨端線損傷部の腫脹や骨折部の骨膜の肥厚が認められるほか，血流の増加がみられる。

> **コツ&注意 NEXUS view**
>
> 遊離体が安定しているのか，遊離体が不安定であるかは治療方針の決定に重要である。そこで超音波像による動態評価を行うことで遊離体と骨隆起，骨棘との区別が可能となる。

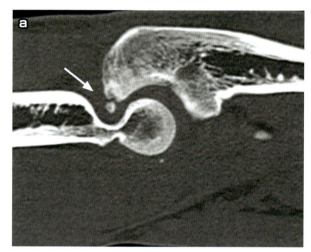

☆：肘頭窩，＊：肘頭

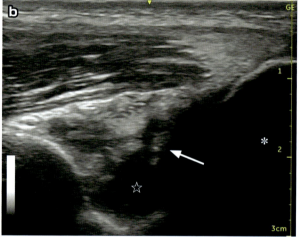

図11 肘頭骨棘障害骨端部損傷の画像所見

20歳，男性。
a：CT像。肘頭先端に遊離体あるいは骨棘形成を疑う骨片を認める。
b：同部の超音波所見では肘頭窩に水腫を軽度認める（☆）とともに，骨片の異常可動性が屈伸とともにわずかに認められる（矢印）。

上腕骨外上顆炎（テニス肘）

上腕骨外上顆部に付着する前腕，手指の伸筋群の付着部の障害（enthesopathy）と考えられているが，超音波検査では，①短橈側手根伸筋付着部の炎症・損傷，②関節外側の滑膜ひだ障害，③関節内部の滑膜炎など多彩な病態を確認することができる。典型例では短橈側手根伸筋の付着部のfibrillar patternの乱れ，低エコー領域が認められる。また付着部の表層に炎症を示す線状低エコー像がみられることもある。関節内病変がある場合には，①関節内の水腫，②滑膜ひだの肥大，③関節滑膜の血流増加などを描出することができる 図12 。

> **コツ&注意 NEXUS view**
> 超音波ガイド下に注射を行えば，疼痛発現部位に正確に薬液を注入することができる。①病変部の血流像増加部位，②付着部の低エコー領域，③付着部の表層，④関節内などそれぞれの病態・病変に応じた注射部位の選択が可能である。

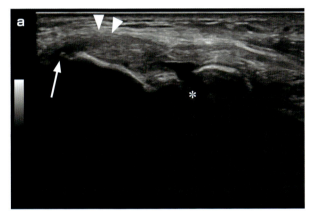
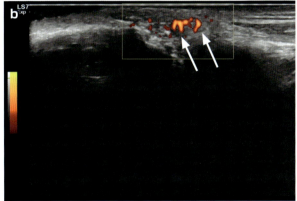

図12 テニス肘の超音波所見

a：短橈側手根伸筋付着部に低エコー像（矢印）を認めるとともに，腱の肥厚や腱内のfibrillar patternの消失（矢頭）や関節液の貯留（＊）を認める。
b：カラードプラ像。腱表層から内部にかけて，血流の増加（矢印）を認める。

文献

1) 後藤英之. スポーツ障害・外傷における超音波検査の実際 肩関節. Med Technol 2015；43：445-9.
2) Takenaga T, Goto H, Nozaki M, et al. Ultrasound imaging of the humeral capitellum：a cadaveric study. J Orthop Sci 2014；19：907-12.
3) 後藤英之, 杉本勝正, 小林正明, ほか. 肘離断性骨軟骨炎に対する低出力パルス超音波治療. 日整外超音波研会誌 2009；20：37-43.
4) Goto H, Sugimoto K, Kobayashi M, et al. Evaluation of the medial elbow injury in youth baseball players by valgus stress ultrasonotomography. 日整外超音波研会誌 2011；22：14-20.
5) 多和田兼章, 後藤英之, 小林正明, ほか. 成長期野球肘内側部障害における超音波所見と投球再開時期の検討. 中部整災誌 2011；54：1049-50.

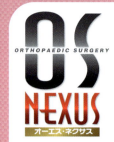

I. 肩

肩鎖関節脱臼に対する鏡視下烏口鎖骨靱帯再建術

日本医科大学千葉北総病院整形外科　橋口　宏
日本医科大学千葉北総病院整形外科　阿部　一雅

Introduction

　肩鎖関節損傷は，転倒や転落など肩関節上外側からの直達外力により生じる外傷である。スポーツにおける肩関節外傷では約半数を占めるとされ，特に肩鎖関節脱臼はコンタクト・コリジョンスポーツで多く認められる。確定診断は局所所見や単純X線撮影から容易であり，脱臼の程度分類にはRockwood分類[1]が汎用される。一般的に，Rockwood分類typeⅡ以下およびtypeⅢで，早期スポーツ復帰を希望するコリジョン・コンタクトスポーツ選手に対しては積極的保存療法[2]，typeⅣ以上およびtypeⅢでパフォーマンス低下が危惧されるオーバーヘッドスポーツ選手に対しては手術療法を行う。スポーツ選手に対する治療法の選択では，脱臼の程度に加えて，年齢やスポーツ種目，競技レベル，シーズン，チーム事情を踏まえた選手の希望なども考慮する。
　肩鎖関節脱臼に対する手術法としては，①肩鎖関節固定術（Phemister法，プレート固定など），②烏口鎖骨間固定（Bosworth法，Henry法など），③烏口鎖骨靱帯再建術（Weaver法など）の3つに大別される。手術目的が肩鎖関節の適合性に加えて，鎖骨suspension mechanismと鎖骨・肩甲骨協調運動の再構築と考えれば，方法としては烏口鎖骨靱帯再建術が最も合目的な手術となる。著者らは2006年より三角筋切離や靱帯移行を要さない，整容的にも優れた低侵襲な鏡視下手術を考案し[3,4]，スポーツ選手に対しても行っている。
　ここでは，肩鎖関節脱臼新鮮例に対する人工靱帯を用いた鏡視下烏口鎖骨靱帯再建術について詳しく説明する。

術前情報

●適応と禁忌
　適応症例は徒手整復可能なRockwood分類typeⅢ以上の新鮮例である。陳旧例，徒手整復不能例，烏口突起骨折合併例は適応外である。
●手術器具
　関節鏡（30°および70°斜視鏡），把持鉗子，シェーバー，鏡視下用RFデバイス，灌流装置などの関節鏡器械一式に加えて，2.4mm径Kirschner鋼線（K-wire）と刺入用パワードリルを準備する。人工靱帯としてはスーチャーボタンテープ（幅2mm，長さ204mm，Arthrex社）2本，固定にはDog Bone™ Button（縦8mm×横10mm，Arthrex社）2個を用い，ワイヤーループ，専用の中空ドリルとACガイドも準備する。
●使用材料の特徴
　スーチャーボタンテープ2本の引張強度は1383.8Nと強固な初期固定性が得られ，Dog Bone™ Buttonは縦8mm×横10mmと従来のENDOBUTTON™（Smith & Nephew社）より大きく，皮質骨穿破による骨内嵌入が起こりにくい。また，専用の中空ドリルは径が細いため，術中・術後骨折の危険性が低いというメリットがある。
●麻酔・手術体位
　手術は全身麻酔下・ビーチチェア位にて行う。整復位やガイド，Dog Bone™ Buttonの位置確認を行うためX線透視装置を頭側より設置する。

手術進行

1. 不安定性評価，脱臼徒手整復，鋼線固定
2. ポータル作製，関節内鏡視，烏口突起下面の郭清
3. ガイド設置，鎖骨および烏口突起の骨孔作製
4. 人工靱帯誘導，Dog Bone™ Button固定
5. 閉創，装具固定
6. 後療法

❶スポーツ選手では脱臼の程度に加えて，競技種目やシーズンも考慮して治療法を選択する。
❷人工靱帯を用いて鏡視下に烏口鎖骨靱帯を再建し，垂直方向の不安定性を制動する。
❸必要に応じて肩鎖靱帯を修復し，水平方向の不安定性を制動する。

手術手技

1 不安定性評価，脱臼徒手整復，鋼線固定

　上肢を下方牽引して垂直方向の不安定性を，水平内転または鎖骨遠位端を前後に動かして水平方向の不安定性の評価を行う．肘関節を90°屈曲位に保持して鎖骨遠位端を押し込みながら，肘頭から上腕・肩峰を突き上げて肩鎖関節の徒手整復を行う．X線透視装置にて良好な整復位の確認を行った後，2.4mm径K-wireを肩峰外側から刺入し肩鎖関節を仮固定する 図1 ．徒手的に良好な整復位が得られない場合，肩鎖関節上に小皮切を加えエレバトリウムを肩峰下面に挿入し，これを挺子にして整復する．肩鎖関節は解剖学的整復位か，または人工靱帯が術後に緩むことによる鎖骨遠位端上方化の可能性を考えて若干過矯正位に整復固定する．

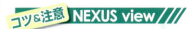

コツ&注意 NEXUS view
肩鎖関節の仮固定を行う鋼線は，関節軟骨の損傷を避けるため，肩峰後方から肩鎖関節後縁を通り鎖骨前方に抜く方向に刺入する 図2 ．

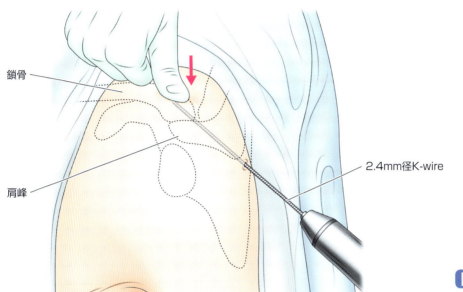

図1 脱臼徒手整復，鋼線固定

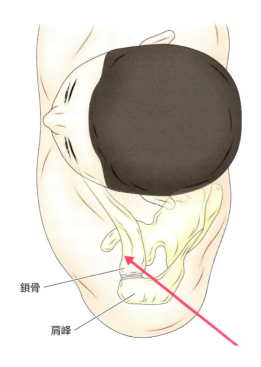

図2 鋼線刺入方向

2 ポータル作製，関節内鏡視，烏口突起下面の郭清

　肩甲上腕関節内から烏口突起下面を鏡視するための後方ポータル 図3①，ACガイドを挿入する前側方ポータル 図3②，烏口突起下面の処置およびDog Bone™ Button固定を行う前方ワーキングポータル 図3③ を作製する。スーチャーボタンテープの鎖骨上での固定は，肩鎖関節より近位約3～4cm・鎖骨円錐靱帯結節直上約2cmの皮切 図3④ から行う。前方ポータルの作製では，烏口突起外側の皮切から神経・血管を損傷しないように鈍棒で軟部組織を分け，カニューラを設置する。後方鏡視にて腱板や関節軟骨など他の組織損傷がないかを十分に確認する。肩鎖関節脱臼では関節唇損傷を比較的よく合併するため，必要に応じてデブリドマンや修復などの処置を行う。RFデバイスやシェーバーを用いて腱板疎部を展開し，烏口突起下面の軟部組織を十分に除去して骨面を十分に露出させる。30°斜視鏡で烏口突起下面を十分に観察できない場合には，70°斜視鏡を用いる。

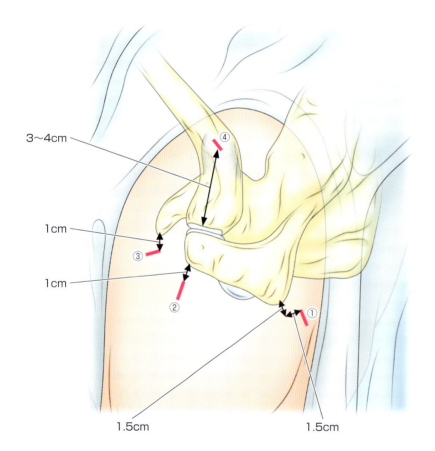

図3 ポータルおよび皮切

①後方ポータル，②前側方ポータル，③前方ワーキングポータル，④鎖骨円錐靱帯結節直上約2cmの皮切

3 ガイド設置,鎖骨および烏口突起の骨孔作製

　ACガイド先端を前側方ポータルから烏口肩峰靱帯に沿わせて烏口突起下面・基部に設置し,鎖骨上面には中空ドリルガイドを設置する 図4 。中空ドリルガイドを鎖骨上面に設置する際,ドリルが鎖骨前縁へ滑らないように中空ドリルガイドを鎖骨後縁に設置する。ACガイド先端の設置位置をX線透視装置にて確認した後,ガイドに沿って専用中空ドリルで鎖骨および烏口突起に骨孔を作製する。

> **コツ&注意 NEXUS view**
> 骨孔による術中・術後骨折を回避するため,ACガイドをできる限り烏口突起基部に設置して骨孔を作製する 図5 。

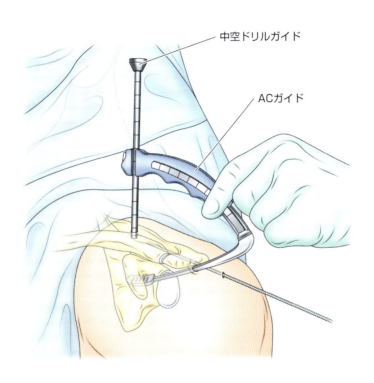

図4 ACガイド設置

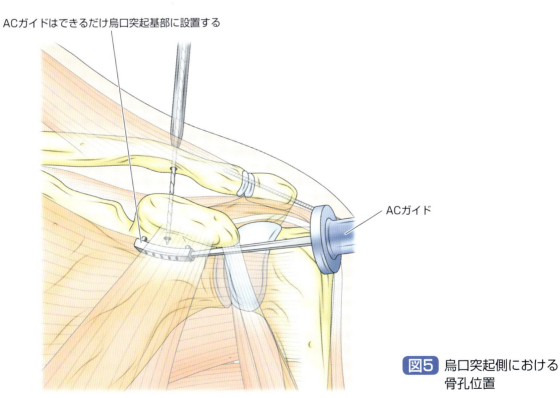

図5 烏口突起側における骨孔位置

4 人工靱帯誘導，Dog Bone™Button固定

　Dog Bone™Buttonにスーチャーボタンテープ2本を取り付けておく．ACガイドをはずした後に中空ドリルの内筒を抜去し，中空ドリル内にワイヤーループを通して烏口突起下面からワーキングポータルに引き出す 図6 。中空ドリルを抜去し，ワイヤーループにDog Bone™Buttonを取り付けたスーチャーボタンテープを通しかける．

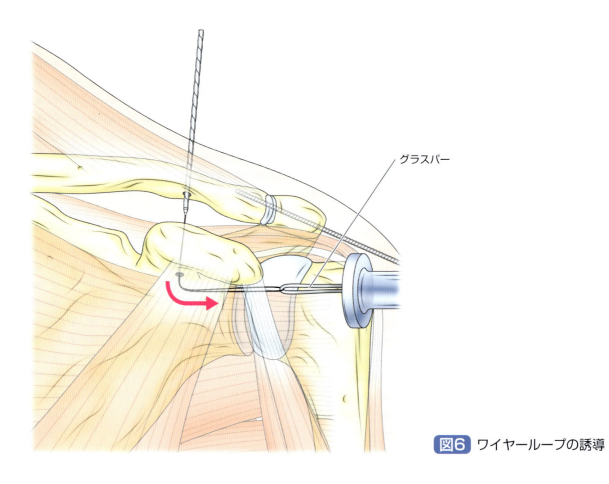

グラスパー

図6 ワイヤーループの誘導

ワイヤーループを引っ張りながらスーチャーボタンテープとDog Bone™Buttonをワーキングポータルから烏口突起下面へと誘導する 図7 。鎖骨上面に抜いたスーチャーボタンテープに緊張を加えながら，Dog Bone™Buttonを操作して烏口突起下面に固定する。スーチャーボタンテープにもう1つのDog Bone™Buttonを取り付け，鎖骨上面の弯曲に合わせてDog Bone™Buttonをしっかりと固定した後，スーチャーボタンテープを結紮して余ったスーチャーボタンテープをカットする 図8 。

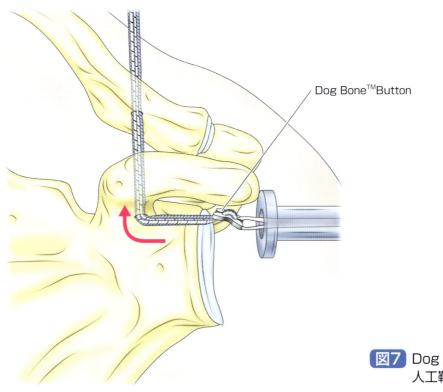

図7 Dog Bone™Button付き人工靱帯の誘導

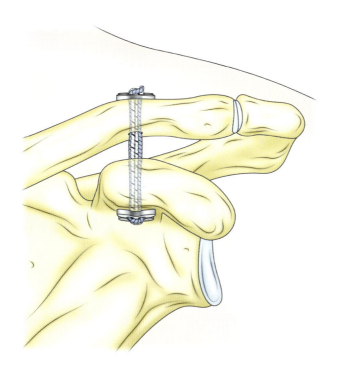

図8 Dog Bone™Buttonの固定，人工靱帯結紮

5 閉創，装具固定

　関節安定性および肩関節可動域に問題がないことを確認する．水平方向の不安定性が残存する場合には，肩鎖関節直上に約3cmの皮切を加え，肩鎖靱帯を展開する．鎖骨側に縫着する靱帯断裂端や骨膜が残存すれば肩鎖靱帯を側側縫合する 図9a ．残存しない場合には鎖骨遠位にスーチャーアンカーを打ち込み，この縫合糸を用いて可及的に肩鎖靱帯を修復する 図9b ．K-wireを皮下に埋没させ，閉創を行う．術後外固定はショルダーブレースを用いる．

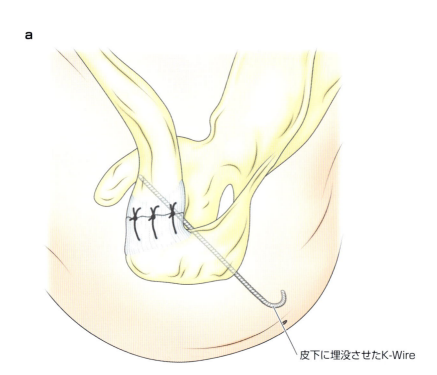

皮下に埋没させたK-Wire

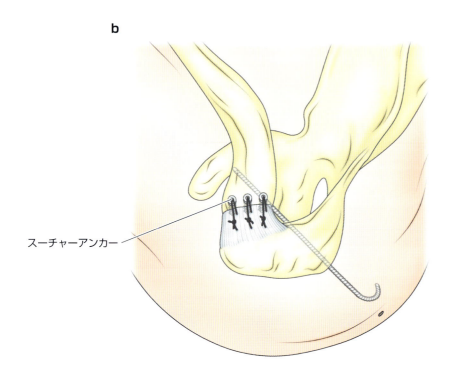

スーチャーアンカー

図9 肩鎖靱帯の縫合・修復
a：通常の側々縫合
b：スーチャーアンカーを鎖骨遠位に入れて縫合

6 後療法

　術後は4週間の外固定を行い，リハビリテーションは術後1週目より肩関節他動可動域訓練から開始する。可動域訓練は肩甲骨を保持し，仰臥位にて行う。鋼線抜去までの間，内・外旋は制限なく，挙上および外転は90°までとする。自動運動に伴う鎖骨回旋・肩甲骨外転は人工靱帯の摩擦による骨孔拡大を惹起するため，術後早期は仰臥位で肩甲骨を保持した他動可動域訓練のみを行う。術後3週で体幹バンド除去・K-wireを抜去し，自動介助運動を開始する。術後4週でスリングを除去して自動運動を開始し，ウォールプッシュやバランスボールを用いたプッシュアップ訓練による肩鎖関節に負荷の加わらない筋力訓練を開始する。術後6週より腱板機能訓練・肩甲帯周囲筋訓練を開始する。スポーツ復帰は術後3カ月以降，可動域と筋力の回復状態で許可する[5]。

症例提示　図10

　36歳，男性。左肩鎖関節脱臼。転倒受傷して左肩関節痛が出現し，受傷後3日目に当院紹介・受診となった。単純X線撮影にてRockwood分類typeⅢと診断し，手術適応と判断した。受傷後6日目にDog Bone™Buttonを用いた鏡視下烏口鎖骨靱帯再建術を施行した。術後6カ月の単純X線撮影にて肩鎖関節の良好な整復位は保たれており，術後経過良好である 図10 。

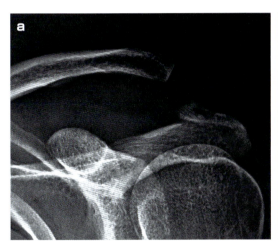
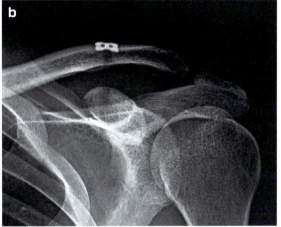

図10　症例提示
a：初診時単純X線像
b：術後6カ月単純X線像

文献

1) Rockwood CA, author. Disorders of the acromioclavicular joint. The Shoulder. 1st ed. Philadelphia：Saunders；1990. p413-76.
2) 橋口　宏, 岩下　哲, 南　和文, ほか. 肩鎖関節脱臼に対する積極的保存療法による早期スポーツ復帰. 東日整災外会誌 2011；23：277-80.
3) 橋口　宏, 伊藤博元, 江川慶長, ほか. 肩鎖関節脱臼に対する人工靱帯を用いた鏡視下烏口鎖骨靱帯再建術. 関節鏡 2008；33：17-22.
4) 橋口　宏. 肩鎖関節脱臼に対する鏡視下烏口鎖骨靱帯再建術. 関節外科 2012；31：1474-80.
5) 橋口　宏. 肩鎖関節脱臼. スポーツ外傷・障害の理学診断・理学療法ガイド. 第2版. 臨床スポーツ医学編集委員会編. 東京：文光堂；2015. p215-9.

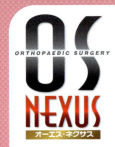

I. 肩

スポーツ選手に対する腱板断裂修復術

船橋整形外科病院スポーツ医学・関節センター　大西　和友
船橋整形外科病院スポーツ医学・関節センター　菅谷　啓之

Introduction

　腱板断裂は腱の退行変性を基盤として50歳以上の中高年者に多く，若年者では脱臼や骨折などの他の外傷と比較してまれである。しかし，若年アスリートに生じた腱板断裂は，疼痛や可動域制限，筋力低下などからパフォーマンスの低下をきたし手術を要することがあるため，的確な診断と治療が肝要である。

　著者らの経験から若年アスリートに生じる腱板断裂は，①外傷性の単独損傷，②肩関節脱臼に合併したもの，③投球障害に伴うもの，の3つに分類できる。

　①はコリジョンスポーツや格闘技，ウインタースポーツ中の転倒など高エネルギー外傷に伴うものが多く，その断裂形態は多種多様で完全断裂を呈する場合は修復を要する。②に関して，一般的に初回脱臼年齢が高いほど腱板断裂の合併が多いが[1]，若年者でも4％程度に認める[2]。しかし，その多くは比較的浅い腱板関節面側の部分断裂であり，無症候性のこともあるため必ずしも修復を必要としない。③は競技歴の長い野球選手に多く，投球動作のlate cocking期に後上方関節唇と腱板関節面が衝突するinternal impingementを繰り返すことにより，腱板関節面側に断裂を生じる[3]。外傷性に生じる①や②と異なり変性断裂であるため，原則保存療法の適応となる。

　以上のことから，若年アスリートの腱板断裂には中高年の腱板断裂形態としては比較的まれである腱板関節面断裂が多いことが特徴である。

　手術適応に関して，若年アスリートに生じた外傷性の腱板完全断裂は，中高年の変性断裂と異なり高度な疼痛や機能障害をきたすことが多いため鏡視下手術の適応となる。一方，部分断裂では理学療法を中心とした保存療法により症状が改善することがあるため，原則保存療法から開始する。従って，腱板部分断裂の手術適応は数カ月の保存療法に抵抗する症状を呈する場合となる。腱板関節面断裂の修復は，残存する腱板浅層（滑液包側）を温存するpartial articular supraspinatus tendon avulsion（PASTA）修復法（経腱板的修復：trans-tendon repair）を用いるか，完全断裂を作製してからbridging sutureで修復（take-down repair）するかは一定の見解は得られていない。著者らは，過去の経験から投球障害肩では原則PASTA修復法を用い[4]，その他のアスリートでは断裂形態や競技種目，術前の症状を基に選択している。

　本項では，腱板関節面断裂に対する鏡視下PASTA修復法を紹介する。

術前情報

●アスリートの腱板修復に際する留意点

　腱板修復後の競技復帰は通常6カ月を要し，特に野球などのオーバーヘッドアスリートの利き手側では，パフォーマンスが回復するまでに1年以上を要することも少なくない[4,5]。従って，アスリートに腱板修復を行う際には，競技レベルや学年のみではなく，長期間のリハビリテーションを選手およびチームが許容できるかどうかも考慮して決定すべきである。

●麻酔

　基本的には全身麻酔で行う。斜角筋間ブロックを併用すると術中の血圧コントロールや術後疼痛の軽減に有用である。

●手術体位

　ビーチチェア位または側臥位のいずれか（本項ではビーチチェア位）で行う。

手術進行

1. セットアップ
2. 後方ポータルの作製と鏡視診断
3. 前方ポータルの作製と合併病変の処置
4. 腱板断裂部のデブリドマン
5. 肩峰下滑液包の郭清と手術法の選択
6. 経腱板ポータルの作製とfootprintの郭清
7. スーチャーアンカーの挿入
8. 腱板への縫合糸の装着
9. 肩峰下腔内鏡視下での縫合
10. 後療法

Fast Check

① 若年者の腱板断裂には関節唇損傷などの合併損傷も多いため，必ず関節全体を十分に観察して病態を評価する。

② 愁訴が軽微な疼痛やひっかかり感のみであればデブリドマンを，脱力感や筋力低下があれば修復を念頭に，断裂の部位や幅，深達度を評価する。

③ 腱板へ縫合糸を装着する際は，修復後の浅層と深層の緊張ミスマッチに留意する。

手術手技

1 セットアップ

　全身麻酔下にビーチチェア位で行う。手術体位は約60°の半座位とし，専用の台に頭頸部と体幹を固定する。消毒前に肩関節の可動域や不安定性を健側と比較して評価する。ドレーピングは肩関節が十分に露出するようにし，関節鏡やその他のコード類を整頓しワーキングスペースを確保する。患肢はSPIDER Limb Positioners（Smith & Nephew社）を用いて固定する 図1 。

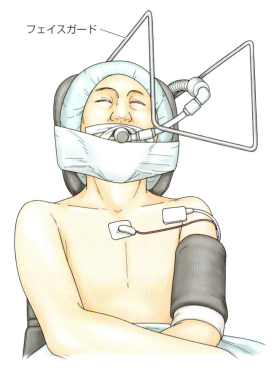
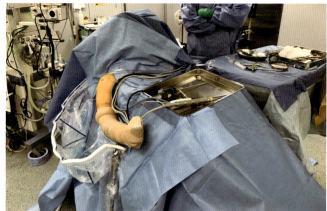
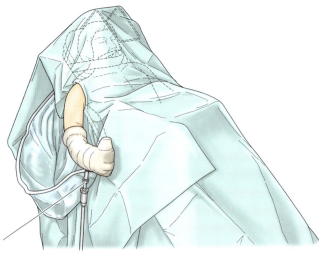

図1 手術体位とドレーピング

a：頭頸部をしっかり固定し，フェイスガードは手術側と反対に向ける。
b：約60°半座位。ワーキングスペースを確保するため肩を十分に露出させる。コード類は肩から離れたところで固定する。機械の受け渡しやコード類の管理を容易にするため看護師と機械台を正面に配置している。

2 後方ポータルの作製と鏡視診断

　上腕骨頭を触知し後方のソフトスポットを同定する。後方ソフトスポットから18G針を刺入して関節裂隙の方向を確認し，関節内および皮下に40万倍エピネフリン入りの局所麻酔薬を注入する。同部位に5mm程度の皮切を加え，関節鏡を肩甲上腕関節内に挿入する。

　まず，後方鏡視下に上方から前方関節唇，腱板疎部，肩甲下筋腱を確認する。肩甲下筋腱は，患肢を内旋することにより付着部の観察が容易となる。次に患肢を軽度屈曲・外転位とし，上腕二頭筋長頭腱（long head of biceps；LHB）のpulley（滑車）から棘上筋および棘下筋の付着部を観察する。関節鏡の先端を上腕骨頭の後方から下方の腋窩嚢に向けて滑らせ，小円筋の付着部やHill-Sachs損傷の有無，下方の関節包を確認し，腱板疎部へと戻る。

3 前方ポータルの作製と合併病変の処置

　皮下に烏口突起を触知し，その外側から18G針を刺入して鏡視下に方向を確認したうえで，outside-in法で腱板疎部に前方ポータルを作製する。スイッチングロッドを用いて関節鏡を前方ポータルにスイッチし，後方鏡視では観察が不十分となりやすい後方関節唇や前下方から後下方の関節包を観察する 図2。関節内全体の評価を終え後方鏡視に戻り，superior labrum anterior and posterior（SLAP）損傷などの合併病変を有している場合は，腱板修復の前に適宜処置を行う。

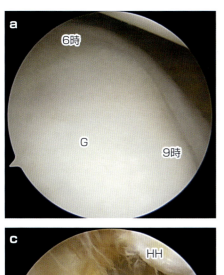
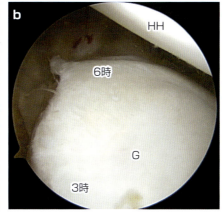
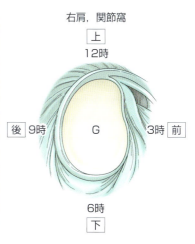
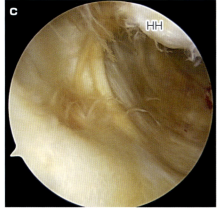

図2　前方鏡視像
a：後方から下方関節唇
b：前方から下方関節唇（前下方関節唇損傷を認める）
c：下方関節包上腕骨付着部
HH：上腕骨頭，G：関節窩

> **コツ&注意　NEXUS view**
>
> 投球障害肩では，まず処置を行う前に患肢を外転外旋位とし，後上方関節唇と腱板関節面のinternal impingementの状態を評価する 図3 。著者らは，投球障害のSLAP損傷では関節唇やLHBの生理的な動態を温存し，術後の可動域制限を回避するためLHBよりも後方の関節唇はデブリドマンにとどめている。デブリドマンは外転外旋位でのinternal impingementが改善するまで行うが，後方のデブリドマンを行っても上方関節唇が関節窩上に落ち込んでくる例では，スーチャーアンカーを用いて前上方関節唇を修復している。

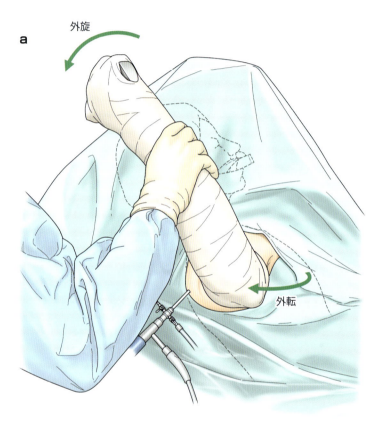
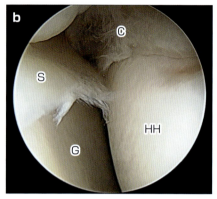
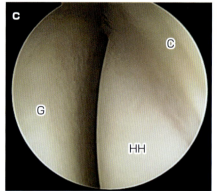

図3 internal impingement

a：後方鏡視下に患肢を外転外旋位とする。
b：SLAP損傷デブリドマン前。損傷した後上方関節唇と腱板関節面がインピンジメントしている。
c：SLAP損傷デブリドマン後。internal impingementは消失している。
HH：上腕骨頭，G：関節窩，C：腱板，S：SLAP

4 腱板断裂部のデブリドマン

前方ポータルから電動シェーバーを用いて断裂した腱板断端のデブリドマンを行う図4。この際に軽度屈曲外転位をとることで，腱板関節面と骨頭との間隙が開き評価や処置が容易となる。可及的にデブリドマンを行い，断裂の深達度や残存する腱板の質を評価する。断裂が後方に位置する場合や，後方まで幅広い場合は前方ポータルからのデブリドマンは困難であるが，次に作製する経腱板ポータルから行えば可能である。

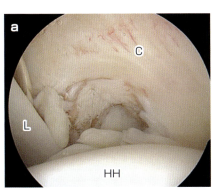
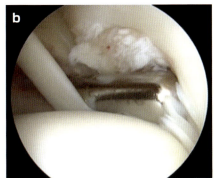
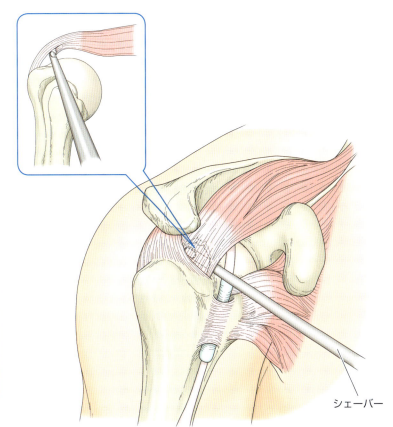

図4 腱板断端のデブリドマン

a：LHB後方に腱板関節面断裂を認める。
b：前方ポータルから挿入した電動シェーバーで腱板断端のデブリドマンを行う。
HH：上腕骨頭，C：腱板，L：上腕二頭筋長頭腱

5 肩峰下滑液包の郭清と手術法の選択

　後方ポータルから関節鏡を肩峰下腔に挿入する。後方鏡視下に前外側ポータルと後外側ポータルを作製し，関節鏡を後外側ポータルにスイッチする。前外側ポータルから挿入した電動シェーバーで肩峰下滑液包を郭清し，肩峰下面や烏口肩峰靱帯の肩峰下インピンジメントの所見や腱板滑液包側の損傷の有無を評価し，腱板断裂に対する術式を選択する。

手術法の選択

・デブリドマン or 修復

　断裂の深さや幅が軽微で術前の症状が疼痛や引っかかりのみであれば，必ずしも修復は要さずデブリドマンのみにとどめる。50％以上の深さを有する場合は修復を検討するが，投球障害肩では50％程度であればデブリドマンにとどめている。

・PASTA修復 or 完全断裂作製後の修復

　自験例の競技復帰状況から，投球障害肩ではPASTA修復を選択している[4]。その他のアスリートでは，断裂が深い場合や断裂した深層の引き込みが強い場合，術前の筋力低下が顕著な場合，コリジョン・格闘技系のアスリートでは完全断裂を作製した修復法を選択している。

6 経腱板ポータルの作製とfootprintの郭清

　術式をPASTA修復法と決定したら，次に経腱板ポータルを作製する．18G針を刺入してポータルの位置と角度を決める．残存する腱板実質部の損傷を避けるため，できるだけ腱板筋腱移行部に作製するよう心がける．メスで腱板を線維方向に縦割し経腱板ポータルを作製する．経腱板ポータルから電気蒸散機器や電動シェーバーを挿入し，腱板断端や大結節footprintの郭清・新鮮化を図る 図5 。

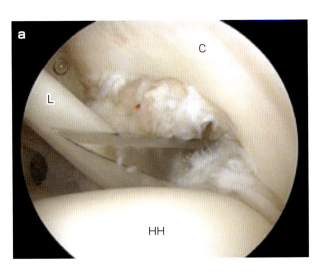
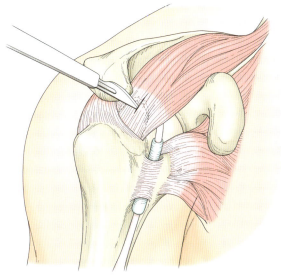
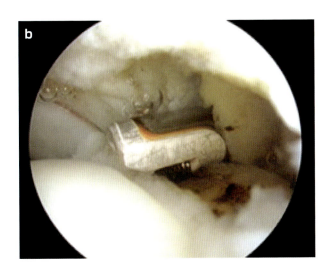
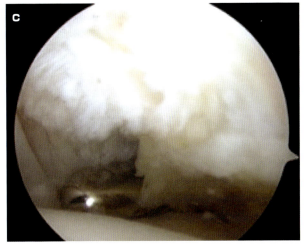

図5　腱板footprintの郭清
a：メスで腱板を線維方向に縦割して経腱板ポータルを作製する．
b，c：電気蒸散機器や電動シェーバーで腱板断端やfootprintを郭清する．
HH：上腕骨頭，C：腱板，L：上腕二頭筋長頭腱

7 スーチャーアンカーの挿入

経腱板ポータルからスーチャーアンカーを挿入する。この際にはアンカーの挿入角度を確保するため，患肢の外転角度を軽減させる。断裂が後方まで幅広い場合，1箇所のポータルから複数のアンカーを至適角度で挿入することが困難な場合がある。このような症例では，経皮的に挿入可能な小径のスーチャーアンカーを用いることで，複数の経腱板ポータルを作製することなく，より低侵襲にアンカーの挿入が可能となる 図6 。

> **コツ&注意　NEXUS view**
> スーチャーアンカーの挿入角度を確保するため患肢の外転角度を軽減させると，腱板とfootprintの間隙が狭くなり視野が不良となりやすい。その際には前方ポータルからスイッチングロッドなどを挿入して腱板を挙上することで，視野が確保できる 図7 。

> **コツ&注意　NEXUS view**
> 投球障害肩の場合は，アンカーを通常の5～10mm外側に挿入してfootprintの外方化を図ることで，修復後のinternal impingementを極力回避するよう心がける 図8 。

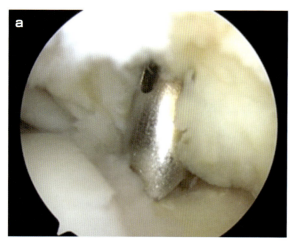 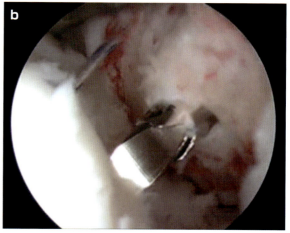

図6 スーチャーアンカーの挿入
a：経腱板ポータルからドリルガイドを挿入する。
b：小径のスーチャーアンカーはガイドピン越しにドリルシースを挿入できるため，腱板を切開することなくアンカーの挿入が可能である。

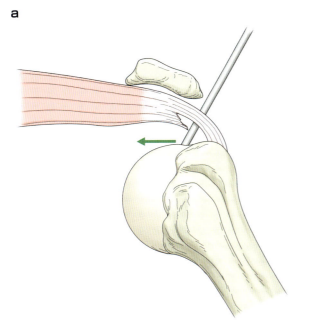
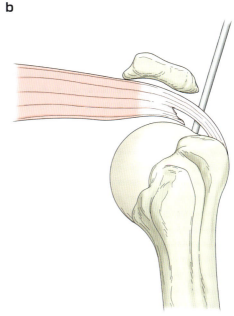
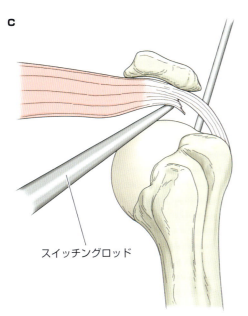

スイッチングロッド

図7 スーチャーアンカー挿入時の留意点

a：外転角度が大きいと，腱板とfootprintとの間隙が広がり視野が良好となる反面，アンカーの挿入角度が浅くなり滑りやすくなる。
b：外転角度が小さいとアンカーの挿入角度は良好となる反面，視野は狭くなる。
c：前方ポータルから挿入したスイッチングロッドを用いて腱板を挙上することで視野が確保できる。

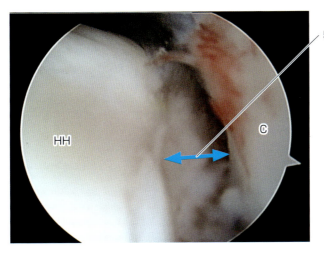

図8 投球障害肩に対するPASTA修復後の後方鏡視像

骨頭軟骨外縁から5mm程度腱板が外方化されている。
HH：上腕骨頭，C：腱板

8 腱板への縫合糸の装着

ループ状の2-0ナイロン糸を装填した硬膜外針を経皮的に刺入し，断裂部よりも内側の腱板に貫通させる．前方ポータルまたは経腱板ポータルから挿入したリングレトリバーで，腱板に装着する縫合糸とナイロン糸のループ側を関節外へ引き出し，関節外でリレーして縫合糸を腱板に導入する．複数本のスーチャーアンカーを使用した場合は，縫合糸をいったん前方ポータルに引き出しておいたほうが容易となる．最終的にマットレス縫合を行えるように同様の手法を繰り返し，すべての縫合糸を腱板に装着する 図9 。

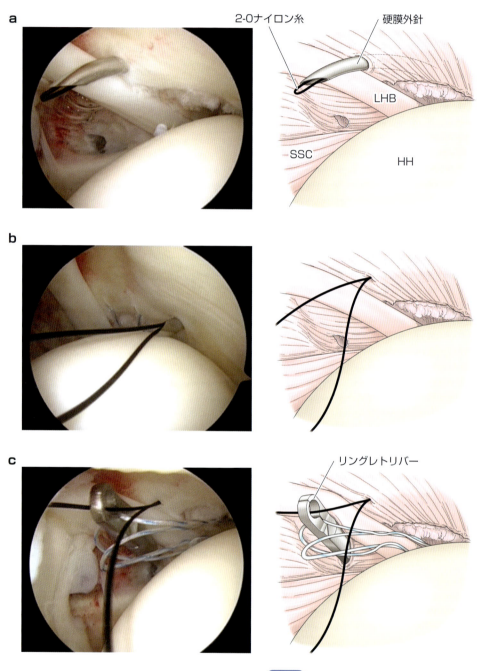

図9 縫合糸の導入

a，b：断裂部の内側へナイロン糸を装填した硬膜外針を刺入する．
c：前方ポータルから挿入したリングレトリバーで縫合糸とナイロン糸のループ側を引き出し関節外でリレーする．
LHB：上腕二頭筋長頭腱，HH：上腕骨頭，SSC：肩甲下筋

> **コツ&注意** NEXUS view
>
> 図10に示すPASTA修復の問題点とその対策に注意する。

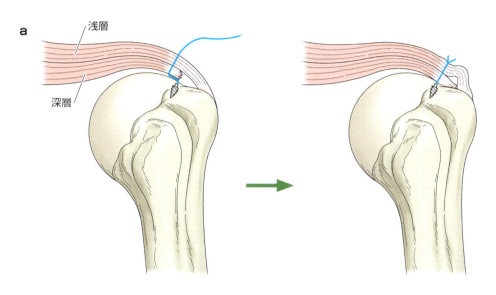

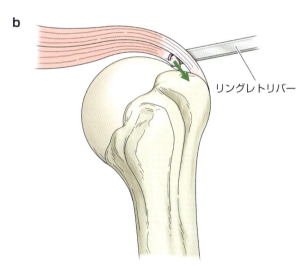

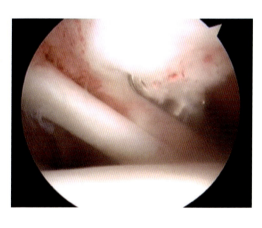

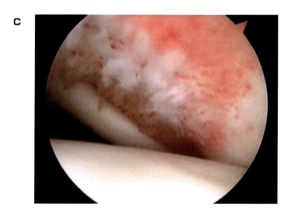

図10 PASTA修復の問題点とその対策

a：PASTA修復法の問題点として，修復後の浅層と深層の緊張ミスマッチがある。

b，c：経腱板ポータルから挿入したリングレトリバーで断裂した深層断端を把持・牽引し，断裂部を整復した状態で硬膜外針を刺入することでミスマッチは回避できる。

9 肩峰下腔内視鏡視下での縫合

すべての縫合糸を腱板に装着し終えたら，後外側ポータルからの肩峰下腔鏡視に移る．前外側ポータルまたは経腱板ポータルから挿入したプラスチックカニューラに縫合する糸を引き出し，sliding knotで縫合する．なお，縫合後に腱板滑液包側のたわみが生じると判断した場合は，縫合糸を大結節外側壁にbridging sutureすることで，たわみを軽減することができる 図11 。

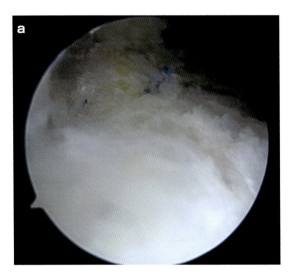
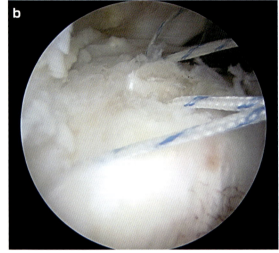
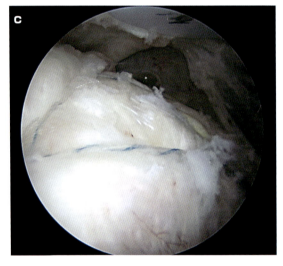

図11 PASTA修復後の後外側鏡視像
a：マットレス縫合後
b：bridging suture前
c：bridging suture後

10 後療法

　通常の腱板修復と同様に，術後3週間は外転装具固定を行っている。術後3カ月は患部の組織治癒に重要な期間と考えているため，腱板に過剰なストレスがかかる動作は禁止している。術後3〜6カ月の期間は，より協調的な関節運動が必要なアスレチックリハビリテーションへの準備期間として，可動域，筋力，筋協調性の獲得などを行う。可動域や筋緊張の回復具合で，野球選手であればこの時期からボールを使った投球練習を開始する。術後6カ月以降は各々の競技特性に応じた運動機能の獲得を目指すと同時に，肩関節への負担を軽減するために下肢・体幹・上肢の各機能を向上させるプログラムを併用する。局所と肩甲帯・体幹・下肢すべての機能改善をもって競技復帰を許可する。

文献
1) 大西和友, 菅谷啓之, 高橋憲正, ほか. 中高年の反復性肩関節前方脱臼の特徴と手術治療成績. 肩関節 2014；38：456-9.
2) 上田祐輔, 菅谷啓之, 大西和友, ほか. 肩関節前方不安定症に合併する腱板断裂の実態−投球障害肩と比較して−. JOSKAS 2016；41：4-5.
3) Walch G, Boileau P, Noel E, et al. Impingement of the deep surface of the supraspinatus tendon on the posterosuperior glenoid rim：An arthroscopic study. J Shoulder Elbow Surg 1992；1：238-45.
4) 大西和友, 菅谷啓之, 高橋憲正, ほか. 腱板修復を要した投球障害肩の競技復帰状況. JOSKAS 2016；41：521.
5) Namdari S, Baldwin K, Ahn A, et al. Performance after rotator cuff tear and operative treatment：a case-control study of major league baseball pitchers. J Athl Train 2011；46：296-302.

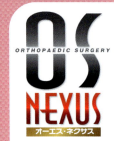

I. 肩

外傷性肩関節前方不安定症に対する鏡視下Latarjet-Bankart法

整形外科北新病院上肢人工関節・内視鏡センター　**呉屋五十八**
整形外科北新病院上肢人工関節・内視鏡センター　**末永　直樹**

Introduction

外傷性肩関節脱臼例で肩甲骨関節窩前下縁の大きな骨欠損を伴う症例では，関節面の圧迫力，有効な肩甲骨関節窩の幅（effective glenoid width）および有効な肩甲骨関節窩の深さ（effective glenoid depth）が減少するため，鏡視下Bankart法を行っても再脱臼をきたしやすい。

2000年，Burkhartら[1]は鏡視下Bankart法の成績で，肩甲骨前下縁の骨欠損のない症例では再脱臼は4％であったのに対し，25％以上の骨欠損例では67％が不安定性を再発するため，骨欠損例では骨移植による修復を勧めている。またItoiら[2]は，肩甲骨関節窩長の約21％の欠損があると有意に不安定性が増すことを報告している。

Latarjet法は烏口突起を長軸方向に移植して2本のスクリューで固定する方法で，1本のスクリューで固定するBristow-Helfet法に比較し，固定性が良好であり偽関節の危険性が少ない。またconjoined tendonによるスリング効果も期待できる。

通常の鏡視下Latarjet法を報告したLafosseら[3]はBankart修復を行っていないため，変形性関節症（OA）の進行が問題となっている。そのため著者らは2007年より鏡視下にLatarjet法とBankart修復術を行う手術を行ってきた[4]。その利点としては，鏡視下で行うことにより肩甲下筋腱を切離せずに行え，骨欠損部がよく視認でき上腕骨頭を後方に亜脱臼させずに移植が可能なため，骨移植位置がより正確で関節面にoverhangが起きるリスクが少なく関節面の形成が確実なこと，灌流液を流しながら手術をするので感染のリスクが少ないことなどがある。

本項では，著者らが行っている鏡視下Latarjet-Bankart法の手技とコツについて述べる。

術前情報

●適応と禁忌

外傷性肩関節前方不安定症で，肩甲骨前下縁の大きな骨欠損を伴うものとしている。骨欠損部の術前評価にはCTや3D-CTが非常に有用である 図1 。また，術中評価として関節鏡で肩甲骨関節窩後縁とbare spotの中央を結ぶ距離の1/2以上bare spotの前方に肩甲骨関節窩が残存していない場合に大きな骨欠損を伴っていると判断し 図2 ，鏡視下Latarjet-Bankart法を適応している。

●麻酔

全身麻酔と斜角筋間ブロックを併用する。

●手術体位

ビーチチェア位で，患肢は牽引器にて保持する。肩の下に厚めの布枕を入れて肩を持ち上げておくと行いやすい 図3 。

手術進行

1. ポータル作製
2. 前方関節包およびBankart損傷の処置
3. 肩甲下筋のsplit
4. 烏口突起のドリリングと骨切り
5. 烏口突起の移植および固定
6. Bankart修復
7. 後療法
8. 問題点と展望

コツ&注意　NEXUS view

腓骨神経麻痺や健側尺骨神経麻痺，頚部後屈による頚椎神経根麻痺および過度の牽引による腕神経叢麻痺に気を付ける。

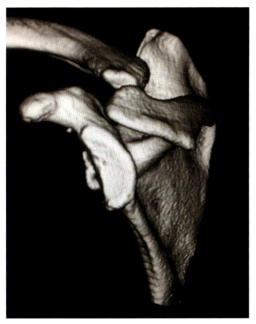

図1 骨欠損部の評価のための術前3D-CT

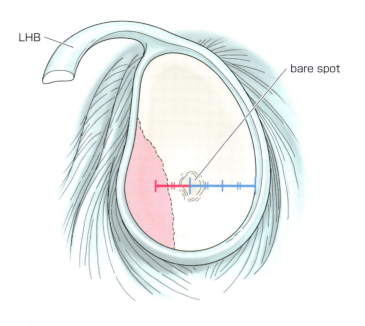

図2 骨欠損の判断

LHB：long head of biceps
（上腕二頭筋長頭腱）

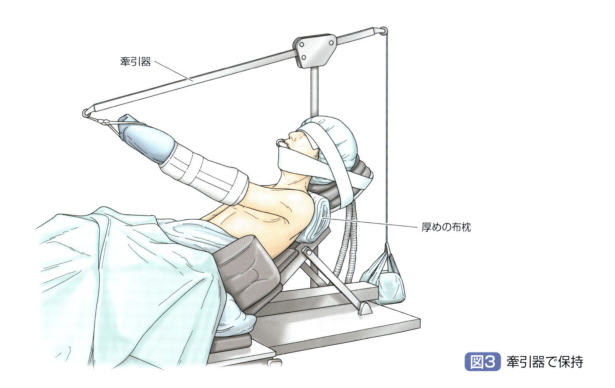

牽引器

厚めの布枕

図3 牽引器で保持

❶骨欠損の状態を正確に診断し病態を把握する。
❷烏口突起骨移植とBankart修復により不安定性の改善を目指す。

手術手技

1 ポータル作製

後方に2ポータル，前方に3ポータルの計5ポータルで行っている。

後上方ポータル 図4④ は肩峰角より一横指内下方のsoft spotに作製し，主に鏡視ポータルとして用いる。

後下方ポータル 図4⑤ は肩甲骨関節窩後下縁レベルの内側下方に設置し，関節包を反転した糸を後下方へ引き抜くときと，Bankart修復術にかけた糸を縫合する前にいったん引き抜くためにも使用する。

前外側ポータル 図4① は肩甲下筋腱上外側縁の腱板疎部から肩甲下筋腱を下方に押しながら，inside-out法にて作製する。また烏口突起と鎖骨の間のスペースに烏口突起を切断するためのポータルを作製する（C-Cポータル, 図4③）。

前方ポータル 図4② は通常よりやや下方の烏口突起の延長線上に作製する。

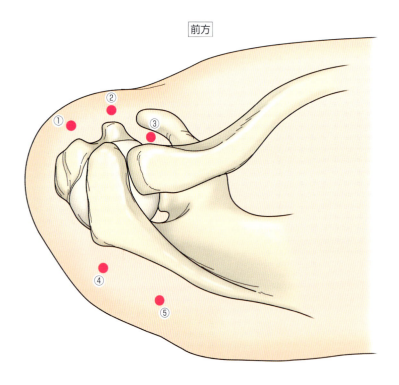

図4 ポータル位置
①前外側ポータル
②前方ポータル
③C-Cポータル
④後上方ポータル
⑤後下方ポータル

2　前方関節包およびBankart損傷の処置

　まず後上方ポータルより鏡視して術前の状態を確認するためdry arthroscopyの後，潅流液を注入して関節内の評価（骨欠損の大きさ・範囲，関節唇・関節包の状態など）を行う。前方関節包を肩甲下筋から下方まで十分に剥離しながら関節唇と一塊として肩甲骨関節窩前縁から切離し，前上方関節唇に2号糸をかけ後下方ポータルへ反転して引いておく。その際，小さくなった骨性Bankart損傷が肩甲骨頚部に残存している場合は切除し，移植する烏口突起の母床となる肩甲骨頚部はアブレーダーバーで海綿骨が露出し出血するまで十分に新鮮化する 図5 。

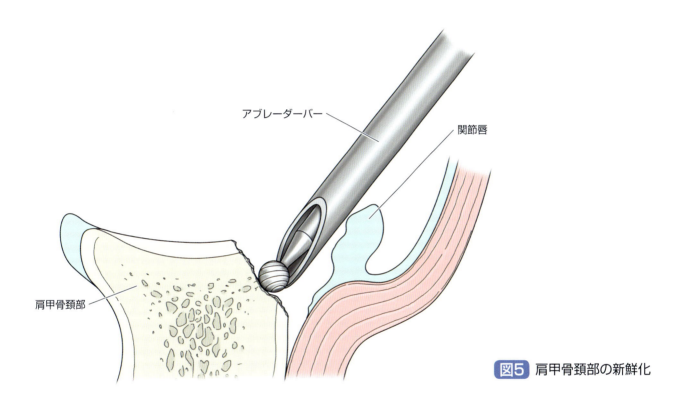

図5　肩甲骨頚部の新鮮化

3 肩甲下筋のsplit

切離した烏口突起を関節内へ通すため，前外側ポータルから鏡視し，肩甲下筋腱を十分に内側（関節窩レベル）までC-Cポータルからフック状のプローブを用いてsplitする。splitする高さは，前上腕回旋動静脈を損傷しない程度に肩甲下筋の下方とする 図6 。

> **コツ&注意 NEXUS view**
>
> splitが不十分だと烏口突起は関節面に引き込みにくく，また外旋制限の原因となるので注意する。

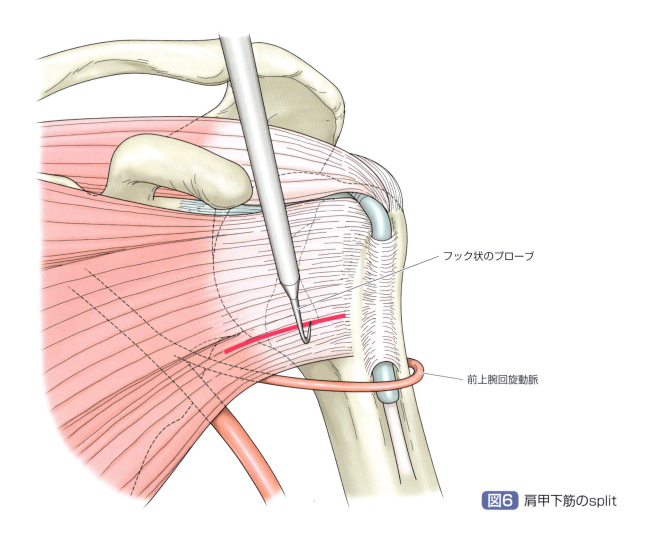

図6 肩甲下筋のsplit

4 烏口突起のドリリングと骨切り

　前外側ポータルより鏡視しながらC-Cポータルをワーキングポータルとし，烏口突起の周囲の軟部組織を蒸散した後，烏口突起先端から約1cmの位置と2cmの位置にガイドワイヤーを用いてcannulated cancellous screw用のドリル孔を作製する 図7 。ドリル孔の方向は烏口肩峰靱帯の付着部面から小胸筋の付着部面の方向になり，烏口突起の腹側が関節面となる。

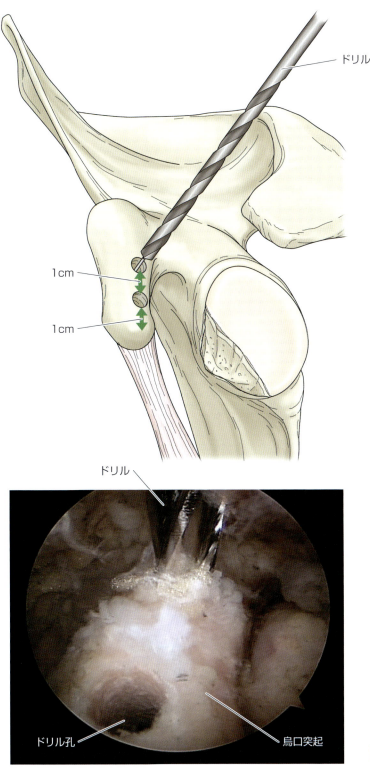

図7 烏口突起へのドリル孔作製

次に烏口突起が引き込まれないように，それぞれのドリル孔に2号糸を通しておく。技術的に困難な場合は烏口突起の先端のconjoined tendonに2号糸を通しておく。これらの糸を前方ポータルへ引いておく。烏口突起先端から2つ目にあけたドリル孔から約1cm近位の烏口突起基部で，小さなアブレーダーバーと骨ノミで骨切りする 図8a 。つまり約2.5〜3cmの長さの烏口突起が移植されることになる。その長さは肩甲骨関節窩前下縁の大きな骨欠損に合わせてその都度調整する。烏口突起の内側は出血しやすく，合併症の1つの血腫をきたしやすいので注意する。

その後，烏口突起に長いコッヘル鉗子をかけ，残存する小胸筋を切離した後に接着面をアブレーダーバーで新鮮化する 図8b 。術前CTから関節面と頚部の角度を測定し，適切な角度に形成しながら新鮮化する。

> **コツ&注意 NEXUS view**
> 出血防止のため烏口突起を骨切りする前に，高周波蒸散装置で全周性に凝固する。

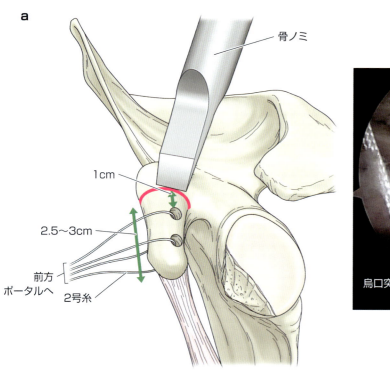

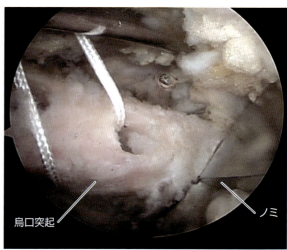

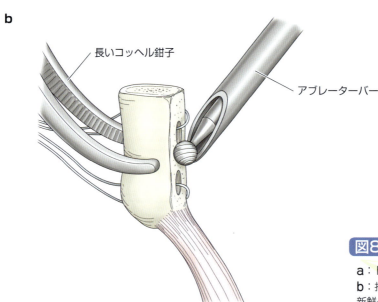

図8 骨切り
a：ドリル孔に糸を通し，骨切りする。
b：接着面を適切な角度に形成しながら新鮮化する。

5 烏口突起の移植および固定

後下方ポータルから鏡視し，肩甲下筋をsplitしたところより烏口突起の糸を把持して前方へ出した後，烏口突起を把持した長いコッヘル鉗子を用いて関節内へ烏口突起先端を挿入する．烏口突起にかけた糸をC-Cポータルに引き出し，長いコッヘル鉗子で烏口突起を把持しながら移植部位に操作して設置する．

前方ポータルもしくは前外側ポータルからカニューラを挿入し，ガイドワイヤーをドリル孔に2本挿入する．4mm径もしくは3.5mm径cannulated cancellous screwで固定する 図9, 図10 ．スクリューの長さは肩甲骨後方骨皮質を貫くように挿入するが，肩甲上神経を損傷しないようにするため，スクリューの方向が肩甲切痕に向かわないよう，内側に向けないように可及的に平行にガイドワイヤーを挿入する．

> **コツ&注意 NEXUS view**
> 烏口突起骨片の関節内の位置を操作するためには，長いコッヘル鉗子を用意するとよい．

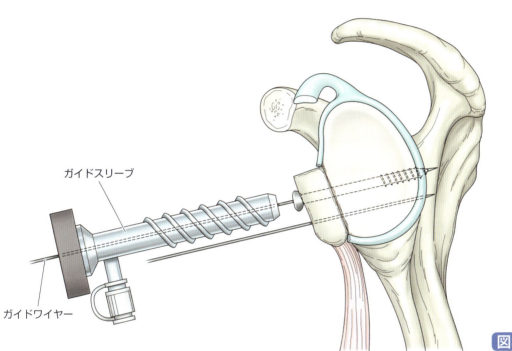

図9 烏口突起を固定

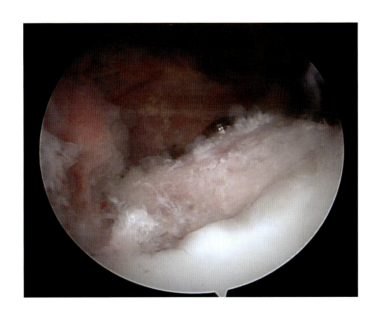

図10 烏口突起の移植

> **コツ&注意 NEXUS view**
> 術中,プラスチックカニューラが引き抜けないよう糸などで固定しておくとよい。

　この際,正しい骨移植位置を決定するには3つのポイントがある。①まず頭・尾側方向の高さは骨欠損部を覆う高さであり,下端は5時ぐらいが目安である。②内・外側方向は関節窩の軟骨面の高さではなく,軟骨下骨のレベルである。③最後に傾きは決して移植骨が関節面にoverhangしないようにすることが大事である 図11 。その際,移植した烏口突起片に関節面より突出した部分があれば,C-Cポータルよりアブレーダーバーで関節面様に形成する。

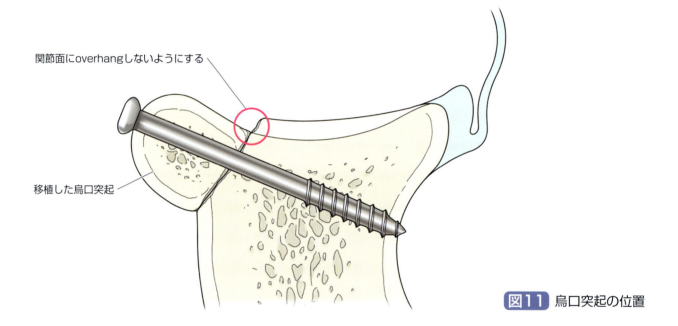

図11 烏口突起の位置

6　Bankart修復

　Bankart修復は関節窩前縁の関節軟骨下骨を2mm程度ノミで持ち上げて，その海綿骨面に3〜4本のアンカーを挿入してBankart修復する。関節包の上方は腱板疎部軟部組織に縫合する 図12 。

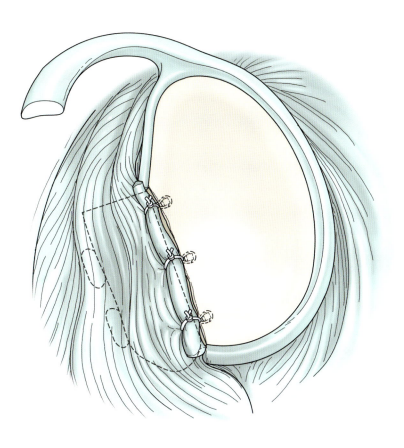

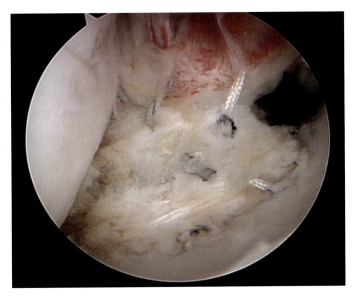

図12　Bankart修復

7 後療法

　修復した組織へのストレスになるため，術後早期の過度の外旋・伸展・下方牽引などは禁忌としている。肩が腫脹していることや外旋を制限するため，水平屈曲位での外転枕固定を4週間行っている。術翌日より手指屈伸運動，ボール握りなどの掌握動作，肩甲骨周囲筋の筋力訓練（肩すくめ運動，肩甲骨寄せ運動），および腱板筋のisometric exerciseを実施する。外固定中の肩関節可動域訓練および筋力訓練時は，肩甲平面から肘を体幹より前に保持した状態での運動のみを行い，上腕骨頭が前方へ偏位しないように注意する。目標角度に従い可動域訓練を進めていく。通常は固定期間中に退院となるが，目標角度について指導し，伸展や外旋などの禁忌について十分に確認を行い，自宅で訓練を実施する。

　術後2週より関節可動域訓練としてCodman体操や愛護的他動運動を行い，肩関節および肘関節の等尺性収縮による筋力訓練を開始する。肩関節の等尺性収縮トレーニングは，屈曲，伸展，外転，内転，内旋，外旋を肩甲骨平面上で行う。退院後，健肢で抵抗をかけ，自宅で行えるよう指導を行う。

　術後4週で装具が除去となり，棒体操や自動運動開始となる。自動運動を行う際，上腕骨頭が前方に偏位せず，関節窩に対し求心位を獲得するように注意する。筋力訓練は等尺性収縮より求心性収縮，遠心性収縮，荷重下運動と進め，徐々にスピードを早めてplyometric exerciseへと進める。仰臥位での筋力訓練は無負荷の自動運動より開始し，徐々に鉄アレイやセラバンド®（Hygenic社）による抵抗運動に進めていく。抗重力位での筋力訓練や荷重下運動については壁を利用した低負荷の訓練から開始し，徐々にスピードを変化させ，ボールを利用した訓練などplyometric exerciseを行う。

　スポーツ復帰の時期は，原則として3カ月以上経過して烏口突起が完全に骨癒合してからとするが，個々の症例に応じて可動域や筋力の回復具合をみて決定している。復帰に対し，再受傷の予防，恐怖心への克服を考慮し，実際の競技で行われる動作の獲得を含めた訓練を行う。どの運動に対しても上腕骨頭が関節窩に対し求心位を保持し，負荷は軽負荷より開始して徐々に負荷を増強させていく。持久力などを考慮し，回数を増やすことや疲労した状態で訓練を実施するなど，さまざまな対応ができるよう進め競技復帰とする。

8 鏡視下Latarjet-Bankart法の問題点と展望

① 日本には現状専用のデバイスがないため，十分な烏口突起骨切り面の作製，および確実なスクリュー挿入方向の決定の手技が困難で時間がかかる。

② 関節包を肩甲骨関節窩前縁に縫着することで関節包靱帯の相対的な短縮が生じたり，肩甲下筋と癒着すると外旋制限が出やすい可能性がある。

③ 術中・術後合併症として，烏口突起を切離して移植する過程の操作が原因で烏口突起骨折，一過性の筋皮神経麻痺，偽関節を認めることがある[5]。ハイブリッドLatarjet-Bankart法は本項で紹介した鏡視下Latarjet-Bankart法の手技のうち，烏口突起の移植の準備を前方ポータルの皮切を約3cm程度として直視下に行うもので[6]，烏口突起を切離して骨切り面を作製し，ドリル孔を作製する操作を直視下で行うことで，合併症を減らせる可能性がある。

文献

1) Burkhart SS, De Beer JF, Barth JR, et al. Results of modified Latarjet reconstruction in patients with anteroinferior instability and significant bone loss. Arthroscopy 2007；23：1033-41.
2) Itoi E, Lee SB, Berglund LJ, et al. The effect of a glenoid defect on anteroinferior stability of the shoulder after Bankart repair：a cadaveric study. J Bone Joint Surg Am 2000；82：35-46.
3) Lafosse L, Lejeune E, Bouchard A, et al. The arthroscopic Latarjet procedure for the treatment of anterior shoulder instability. Arthroscopy 2007；23：1242.
4) 末永直樹. 反復性肩関節前方脱臼に対する鏡視下Latarjet-Bankart法の手術適応と術式. スキル関節鏡下手術アトラス 肩関節鏡下手術. 米田 稔編. 東京：文光堂；2010. p344-51.
5) Boileau P, Mercier N, Roussanne Y, et al. Arthroscopic Bankart-Bristow-Latarjet procedure：the development and early results of a safe and reproducible technique. Arthroscopy 2010；26：1434-50.
6) 濱崎雅成, 末永直樹, 大泉尚美, ほか. 大きなグレノイド骨欠損を伴う外傷性肩関節前方不安定症に対するハイブリッド手術 Bankart法併用烏口突起移植術. 臨整外 2014；49：1053-8.

I. 肩
外傷性肩関節前方不安定症に対する直視下Latarjet-Bankart法

日産厚生会玉川病院整形外科　望月　智之

Introduction

　肩関節前方不安定症に対しては鏡視下Bankart法が一般的に行われているが，ラグビーや柔道などのコンタクト・コリジョンスポーツ選手に対しては，再脱臼率が5～10%と報告されており，Bristow変法やLatarjet法といった烏口突起移行術が選択されることも多い．関節鏡下に烏口突起を移行する術式が報告されているが，技術の習得に時間を要するという問題点がある．

　著者らは鏡視下で関節内評価およびBankart病変の剥離を行い，直視下にLatarjet法とBankart法を行っており，本項ではその手術術式を紹介する．

術前情報

●適応と禁忌
　複数回の肩関節脱臼によって肩関節前方不安定症となったコンタクト・コリジョンスポーツ選手が適応と考える．投球動作を行うスポーツ選手の投球側，関節窩の骨端線が閉鎖していない若年者に適応はない．

●麻酔
　全身麻酔下で行う．術後疼痛軽減のために斜角筋間ブロックが有効である．

●手術体位
　ビーチチェア位で行う．通常のビーチチェアポジショナーを使用すると肩甲骨が外転してしまうため，頚部から胸部後背面に少し硬めのスポンジを設置して，肩甲骨をできるだけ内転するようにする 図1a．

　直視下では10°，鏡視下では20°上半身を起こす 図1b．

手術進行

1. 皮切と展開
2. 烏口突起の露出と骨切り
3. 烏口突起の準備（スクリュー孔作製）
4. 肩甲下筋腱のsplitと関節包の露出
5. Bankart損傷の剥離（関節鏡下）
6. 関節窩前面の展開
7. 関節窩前面の新鮮化とK-wireの刺入
8. 烏口突起のスクリュー固定
9. Bankart損傷の修復
10. 関節鏡によるBankart修復の確認
11. ドレーン留置と創縫合
12. 後療法

外傷性肩関節前方不安定症に対する直視下Latarjet-Bankart法

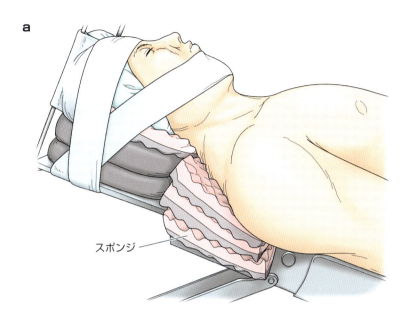

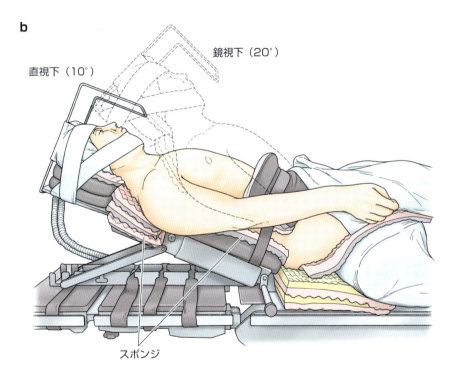

図1 手術体位

頚部から胸部後背面に少し硬めのスポンジを設置して，肩甲骨をできるだけ内転するようにする。

❶ コンタクト・コリジョンスポーツ選手にのみ適応と考える。
❷ 展開が不良なときは躊躇せずに皮切を延長する。
❸ 移植骨が関節面より上に突出しないように留意する。

61

手術手技

1 皮切と展開

　烏口突起直上より，腋窩に向かって約5cmの皮切を加える 図2 。皮下を展開し三角筋と大胸筋間を展開する。両筋間部は頭側にいくほど明瞭になるので，皮切の近位より頭内側にアプローチすることが重要である 図3 。橈側皮静脈は外側への分枝が多いので内側によけるのがよいとされているが，外側によける場合もあり特にこだわっていない。

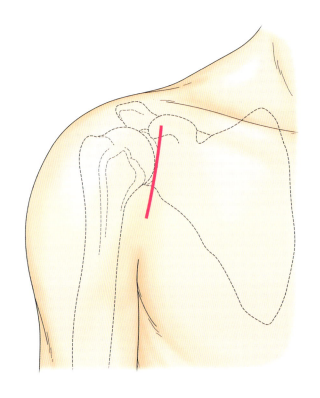

図2 皮切

烏口突起直上より腋窩に向かって約5cmの皮切を加える。

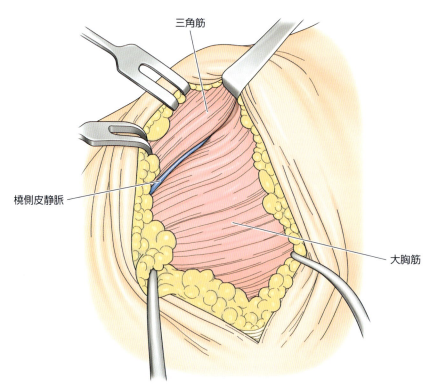

図3 三角筋と大胸筋間の展開

2 烏口突起の露出と骨切り

　三角筋－大胸筋間に開創器をかけて内・外側の視野を獲得し，烏口突起の頭側にホーマンレトラクターを挿入して頭側の視野を確保する 図4 。烏口突起の外側で烏口肩峰靱帯を切離し，共同筋腱の外縁を電気メスにて3cm程度切離する。内側で小胸筋腱を切離し，烏口突起の内側面を電気メスにて展開する。烏口突起内側面から連続する共同筋腱の内側縁には筋皮神経が走行しているため，基本的には展開しない。ラスパトリウムにて烏口突起内側面から軟部組織を剥離して骨面を露出する 図5 。先端が直角に曲がったボーンソーを用いて，烏口突起先端より20mmの位置で骨切りを行う。

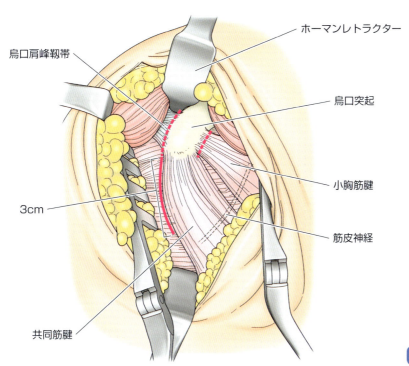

図4 烏口突起の露出

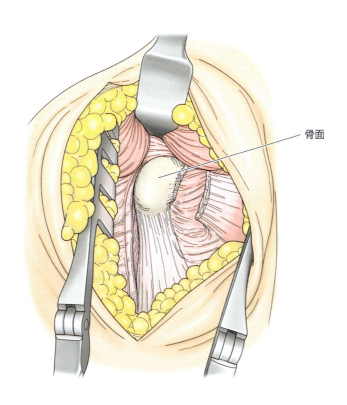

図5 骨面の露出

> **コツ&注意 NEXUS view**
>
> 烏口突起の内側には腕神経叢があるため，エレバトリウムなどで保護しながら骨切りを行う。ボーンソーは必ず烏口突起内側に当てて，外側に向けて骨切りを行うようにする 図6 。また20mm以上を採取しようとすると，横径の広い烏口突起基部に切り込むこととなり，骨切りに難渋することがあるので，注意を要する。

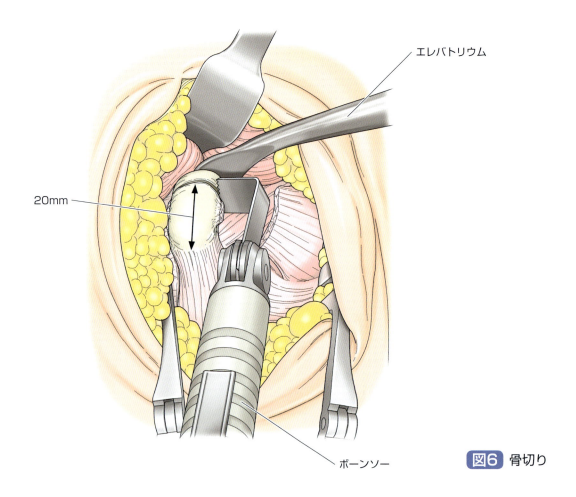

図6 骨切り

3 烏口突起の準備（スクリュー孔作製）

　骨切りした烏口突起を皮切の外に出して翻転し，骨下面を新鮮化してスクリュー孔を作製する．翻転の妨げになるような共同筋腱深層の結合組織の剥離を行う．剥離は最低限度にとどめ，共同筋腱内側を剥離するときは筋皮神経を損傷しないように細心の注意をする．多くのケースでは筋皮神経は視野で確認できない．幅の広い平ノミを翻転した烏口突起と皮膚の間に留置して烏口突起を安定化させ，スクリュー孔作製時の皮膚損傷を予防する 図7 ．烏口突起下面の骨皮質をボーンソーにて新鮮化した後，スクリュー孔を作製する 図8 ．著者らは3.5mm径のcannulated cancellous screwを用いているので，2.5mm径のドリルを用いている．

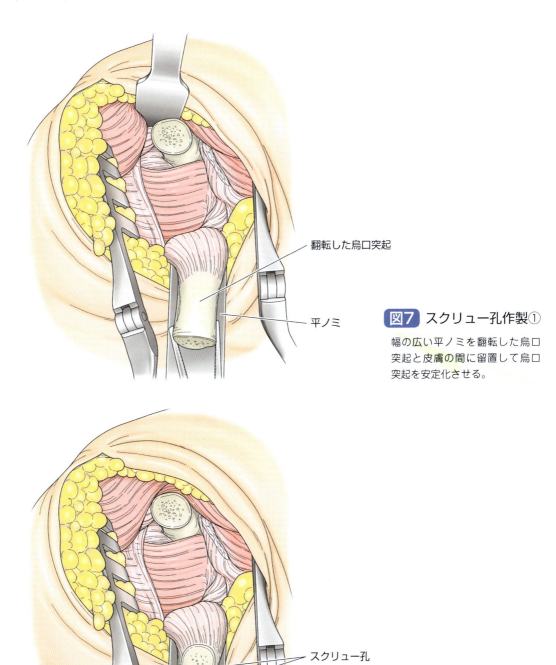

図7 スクリュー孔作製①
幅の広い平ノミを翻転した烏口突起と皮膚の間に留置して烏口突起を安定化させる．

図8 スクリュー孔作製②
烏口突起下面の骨皮質をボーンソーにて新鮮化した後にスクリュー孔を作製する．

4 肩甲下筋腱のsplitと関節包の露出

骨切りした烏口突起を視野の下方によけた後，肩関節を軽度外旋して肩甲下筋腱を展開する 図9 。肩甲下筋腱上の滑膜を切除して腱性部を明らかにした後，エレバトリウム2本を用いて下1/3を筋線維方向にsplitする。ガーゼを間隙に挿入して下方の関節包を筋線維から剥離した後 図10 ，関節包が十分に露出できることを確認する 図11 。

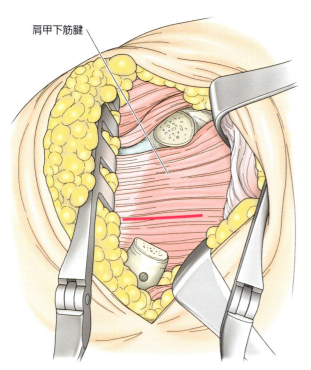

図9 肩甲下筋腱の展開

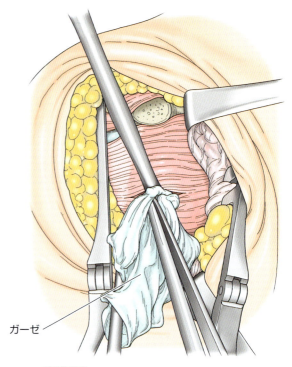

図10 ガーゼを挿入して下方の関節包を筋線維から剥離

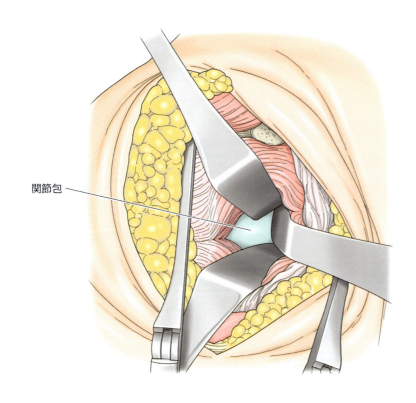

図11 関節包の露出

5 Bankart病変の剥離（関節鏡下）

　ビーチチェア位を20°に起こした後，関節鏡を後方ポータルより挿入する。ラスパトリウムを用いて，1時から6時（右肩後方鏡視）までBankart病変を剥離する 図12a 。この際に前方の肩甲下筋腱がみえるまで剥離 図12b ，関節窩前面の新鮮化も可及的に行う。

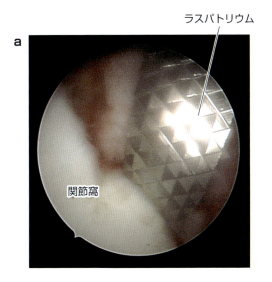
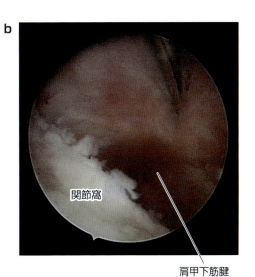

図12 Bankart病変の剥離

a：ラスパトリウムを用いて1時から6時（右肩後方鏡視）までBankart病変を剥離する。
b：前方の肩甲下筋腱がみえるまで剥離し，関節窩前面の新鮮化も可及的に行う。

6 関節窩前面の展開

ビーチチェア位を10°に戻した後,再度直視下に展開を行う。肩甲下筋腱をsplitして,関節窩前面内側にグレノイドレトラクターを設置して視野を得る。続いてリングレトラクター(著者らはTriat鉤を用いている)を関節窩と剥離した関節包の間に挿入して,上腕骨頭を外側によける 図13 。

> **コツ&注意 NEXUS view**
> 上腕骨頭を外側によける際,鏡視下での関節包(Bankart病変)の剥離が不十分だと,レトラクターの挿入に難渋する。

関節包を剥離すると骨頭がさらに前方に偏位するので,肩を軽度屈曲し,骨頭を前方から押したりするとレトラクターの挿入がやりやすくなる。関節包と関節窩の間隙が不十分なときは,単鈍鉤などを関節包断端に引っかけるのも有効である。

グレノイドレトラクターを関節窩上縁と下縁に設置して関節窩前面を露出する。Latarjet法は移植骨片が大きいため,上方のレトラクターが邪魔になるときは3mm径のKirschner鋼線(K-wire)を関節窩上縁に刺入した後,上方に曲げて関節窩前面を展開する方法も有用である。

> **コツ&注意 NEXUS view**
> 下方のグレノイドレトラクターの下には腋窩神経が走行しているので,関節窩前面の展開が必要ないときは牽引を緩めるように助手に指示を与える。

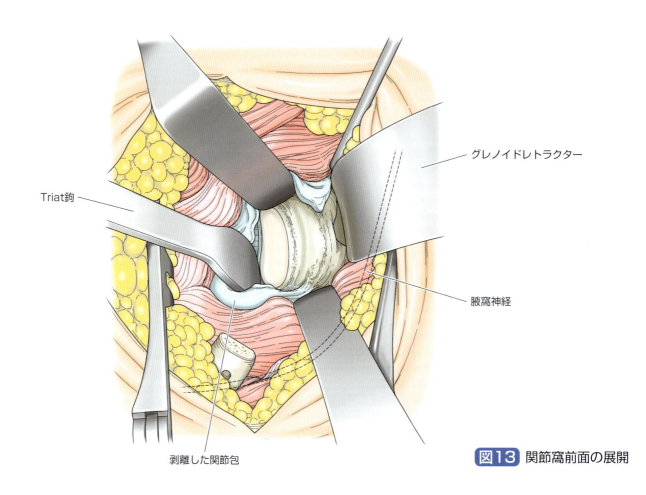

図13 関節窩前面の展開

7 関節窩前面の新鮮化とK-wireの刺入

鋭匙などを用いて移植骨の母床となる関節窩前面を新鮮化する。皮質骨が硬い場合はサージエアトームを用いる。続いて関節窩関節面より7〜8mm内側に，時計表示で4時から5時の間に1.2mm径のK-wireでスクリュー孔を作製する 図14 。

> **コツ&注意 NEXUS view**
>
> K-wire刺入の際には，ガイドを用いて関節窩関節面にできるだけ平行になるようにする。この際K-wireが頭側から尾側方向に傾くことがあるので，母床と垂直になるように手を下げて内側よりK-wireを刺入することが重要である。対側皮質を貫く前に刺入部の長さを測定するが，正確な長さを測定することが困難なことも多い。

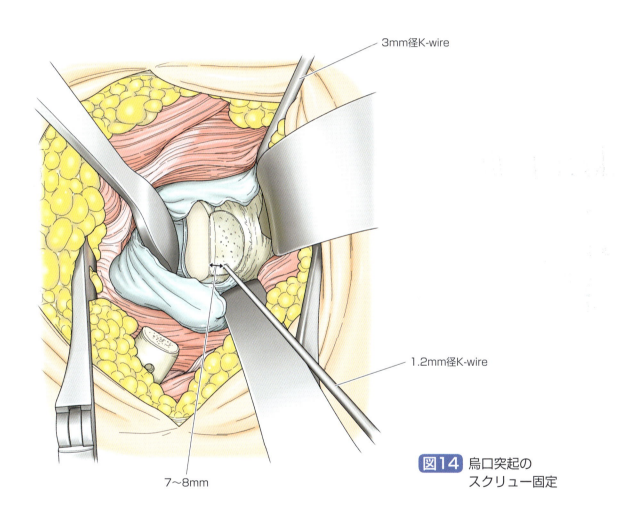

図14 烏口突起のスクリュー固定

8 烏口突起のスクリュー固定

　ガイドドリルにて手前の皮質のみドリリングした後，刺入したK-wireを4〜5cmの位置でカットする 図15 。烏口突起遠位の骨孔にK-wireを通した後，3.5mm径のcannulated cancellous screwを挿入していく 図16 。移植骨片の厚みに先ほど測定した関節窩の骨孔長を加えてスクリュー長を決めるが，測定値に正確性が欠けるときは35mm長のスクリューを用いている。烏口突起の外側縁が関節面と平行になるように保持した後，烏口突起の近位骨孔より1.2mm径のK-wireを関節窩関節面に平行に刺入し，スクリューを挿入する。これも同様に測定値が不明瞭なときは35mm長のスクリューを用いる。

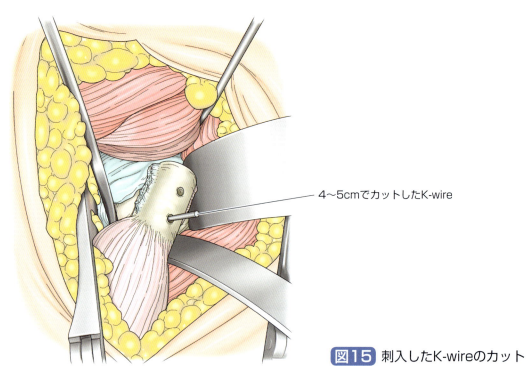

図15 刺入したK-wireのカット

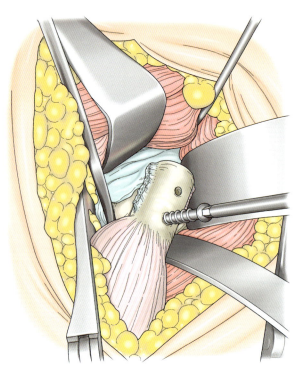

図16 cannulated cancellous screwの挿入

最後に両スクリューのます締めを行い，烏口突起が関節窩前面と十分接触しているかを確認する 図17 。そして烏口突起が関節面よりも外側に突出していないかを触診で確認する。突出を放置すると術後疼痛や将来的には変形性関節症のリスクとなるので，突出部はサージエアトームにて切除する。

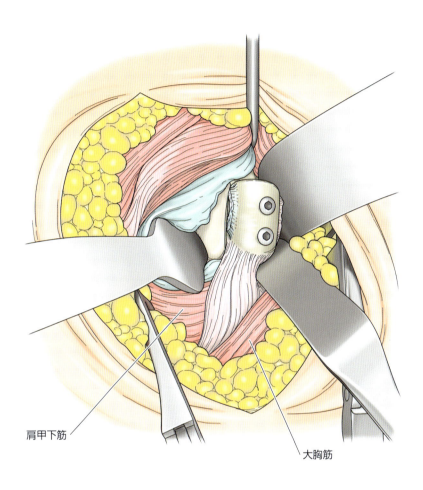

肩甲下筋

大胸筋

図17 スクリューのます締め

9 Bankart病変の修復

当初はビーチチェア位を20°にした後，関節鏡下にBankart修復を行っていたが，時間短縮のため最近は直視下にてBankart修復を行っている。アンカーはグレノイドレトラクターを挿入した状態で関節窩前縁に3本（3時，4時，5時）に挿入する 図18 。グレノイドレトラクターを抜去した後，剥離した関節包をアンカーを用いて関節窩に縫合する（Bankart修復，図19）。関節包を頭側部に牽引しながらアンカー糸を関節包に通すことにより，下関節上腕靱帯（inferior glenohumeral ligament；IGHL）の緊張を高めるように意識する。縫合時の肢位は下垂位中間位にて行っている。

> **コツ&注意 NEXUS view**
> 関節包が関節内に陥凹して固定しにくいときは，単鈍鉤を用いて持ち上げた後，牽引用に糸を留置するとその後のBankart修復が容易となる。

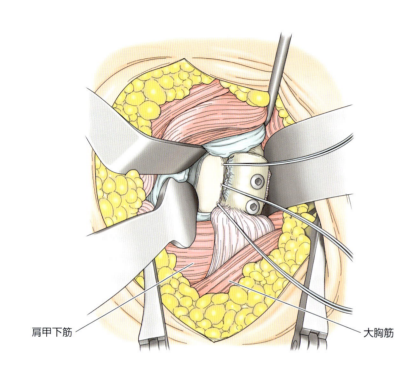

図18 アンカーの挿入

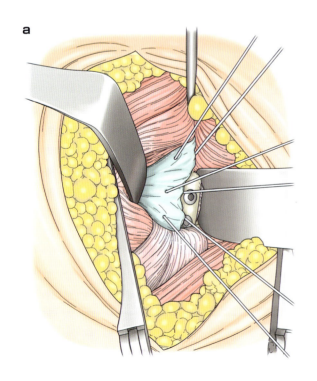
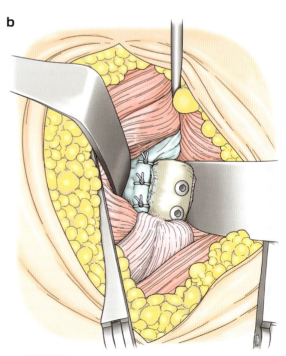

図19 関節包をアンカーを用いて関節窩に縫合

10 関節鏡によるBankart修復の確認

ビーチチェア位を20°に戻した後，後方鏡視にてBankart修復部と移植骨が関節包によって十分被覆されているかを確認する 図20。その後関節内を鏡視下に十分洗浄する。

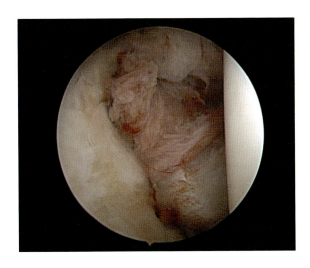
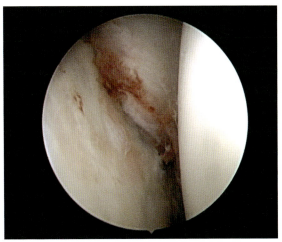

図20 Bankart修復の確認
ビーチチェア位を20°に戻した後，後方鏡視にてBankart修復部と移植骨が関節包によって十分被覆されているかを確認する。

11 ドレーン留置と創縫合

直視下にて十分洗浄した後，ドレーンの留置を行う。術後血腫は感染のリスクを高めると考え，ドレーンの留置を行っている。splitした肩甲下筋腱の縫合は行わない。三角筋と大胸筋の縫合を行い，皮下および皮膚を縫合し手術を終了とする。

12 後療法

内旋位固定装具ならびに三角巾にて3週間固定をする。1週間は体幹に固定し，その後はrange of motion（ROM）訓練を開始する。術後6週～2カ月にて術前ROMの再獲得を目標とする。同時期にジョギングなど，上腕二頭筋に負荷の少ない運動を許可する。術後3カ月にCTにて骨癒合の評価を行い，移植骨やスクリューの転位がなければ負荷をかけたトレーニングを許可する。競技復帰には術後4カ月を目標とする。

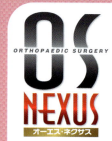

I. 肩

loose shoulderに対する手術療法

北海道大学病院整形外科　船越　忠直

Introduction

　loose shoulderは，1971年に遠藤ら[1]によって"Sog. Schulterschlottergelenk"として，外傷歴がなく，下方向に2～3kgの負荷を加えると亜脱臼程度の異常可動性を認めるものと報告されている。1980年にNeerら[2]は，多方向性不安定症に対してはinferior capsular shiftが有効であるとの報告をしている。1993年にDuncanとSavoie[3]は鏡視下capsular plicationを初めて報告している。信原[4]によれば，loose shoulderは先天的なものであり，多方向性不安定症はあくまで脱臼の1つであるとしているが，ここでは両者を特に区別することはせず，明らかな外傷性脱臼の既往はなく，関節包の緩みが主な病態であるものをloose shoulderとして扱う。

　治療法は，まず肩甲胸郭機能と腱板機能の改善を目的としたリハビリテーションが第一選択である。保存療法により動的な肩甲上腕安定性が改善できることも多い。しかし，保存療法で良好な結果を報告しているものもあるが，特に競技スポーツ選手では保存療法にて十分な成績が得られないことも少なくない。

　手術術式は大きく，①直視下inferior capsular shift，②鏡視下capsular plication，③鏡視下thermal shrinkageに分けられる。著者らは，関節包靱帯の菲薄化が著明な場合，不安定性が高度な場合には直視下inferior capsular shiftを選択し，関節包靱帯が厚く十分な緊張が得られると判断し，不安定性が比較的軽度な場合には鏡視下capsular plicationを行う。loose shoulder，多方向性不安定症に対する鏡視下thermal shrinkageは成績不良の報告が多数されており，著者らはこれらに対する治療法として適応としていない。

　ここでは鏡視下capsular plicationに対する解説を行う。

術前情報

●手術適応

　保存療法に抵抗性であり，大きな骨欠損がない症候性loose shoulderを手術療法の適応としている。画像所見においてBankart病変の有無は問わないが，関節包拡大がみられることを条件としている。随意性脱臼は基本的には手術適応としていない。鏡視下capsular plicationは，関節包靱帯縫縮により関節容量を減少できる場合であり，著明な関節弛緩性がある場合には，関節包を二重に縫縮可能である直視下inferior capsular shift手術が好ましいと考えている。

●禁忌

　骨性要素の破綻，特に前方関節窩骨欠損が横径の25%，縦径の20%を超える場合は骨性要素の再建が必要と考えられ，coracoid transfer（Latarjet法）が適応となる。

手術進行

鏡視下capsular plication術＋Hill-Sachs remplissage

1. ポータルの作製
2. 関節内病変の評価
3. 後方処置（SABの郭清，remplissage用のアンカー設置）
4. 前方関節包剥離（Bankart repair用のアンカー設置，縫合）
5. remplissageの縫合
6. 後療法

●麻酔，手術体位

　麻酔は全身麻酔で行う．鏡視下capsular plicationは側臥位にて行っている．まず，仰臥位の時点で麻酔下での肩関節弛緩性について左右の肩で評価する．特に反対側は個人のもつ弛緩性の指標となると考えられる．

　側臥位は，肩甲骨関節窩面が床と平行になることを意識して，患側が上になる半側臥位で，頭側が軽度上がるように固定する．この際，胸椎を後方から支持するとよい．肩関節屈曲位の方向へ通常2kg程度の軽い重りとしてトラクションをかける 図1a 。

　筋力があり関節窩下方の展開がよくないときには，患側腋窩に枕をはさむと肩甲上腕関節（glenohumeral joint；GH joint）の下方を容易に開ける場合がある[5] 図1b 。

　著者らはplicationの方法として，前方関節包は一度capsuleをcutし，スーチャーアンカーを用いて縫合している．後方関節包に対しては，Hill-Sachs lesionに対して行われるHill-Sachs remplissageに準じてplicationを行っている．本術式は解剖学的破綻をきたした関節包靱帯の修復というより，関節包の弛緩が病態であり，経過観察中に再度弛緩性が生じることを念頭に置いて術前計画を考える．

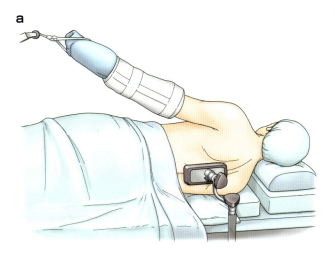
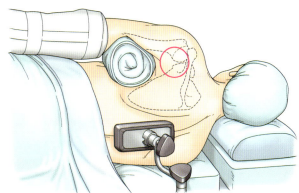

図1 体位
a：患側が上になる半側臥位とする．
b：腋窩にはさんだ枕でGH jointの下方が容易に開ける．

❶術前の骨欠損評価を3D-CTを用いて行う．
❷スポーツの特異性や，関節包靱帯の質を考慮に入れ，術式を決定する．
❸remplissageでは，関節内と滑液包の十分な視野を確保する．

手術手技

1 ポータルの作製 図2

①後方ポータルは関節窩の傾きと同一になるのが好ましい。特にremplissage追加の場合には縫合部と近くなると操作しにくいため，やや内側に作製する。

②前方ポータルは，可及的に下方に作製する（肩甲下筋の前下方より進入し，肩甲下筋腱を避けるように上から作製する。この際，switching stickを用いると容易である）。カニューラは続く操作を行いやすくするため，8.25mm×70mm（Arthrex社）を挿入する。

③前上方ポータルは，肩鎖関節（acromioclavicular joint；AC joint）の前外側に作製する。この際，外側に作りすぎると関節の後方がみにくくなる。カニューラは6×70mmを挿入する。

④後方アンカーポータルは肩峰の後外側より1cm外側，1cm前方に設置する。

④'関節窩へのアンカー挿入の際に，後上方ポータルから下方へのアンカー挿入が容易である。

⑤後外側ポータルは，主にワーキングポータルとして使用し，大結節後方に位置するようにかなり遠位に設置する。

> **コツ&注意 NEXUS view**
>
> remplissageを行う場合には後方の3つのポータルの位置に注意する（近すぎると操作しにくい）。特に下方から下関節上腕靱帯（inferior glenohumeral ligament；IGHL）を持ち上げるように縫合する場合には，後外側ポータルは比較的遠位に設置する。

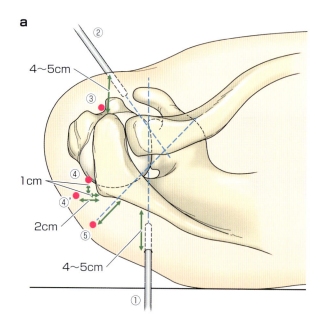

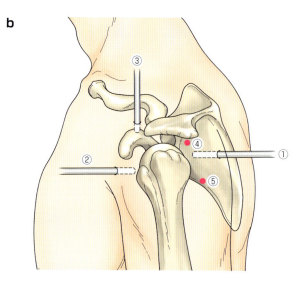

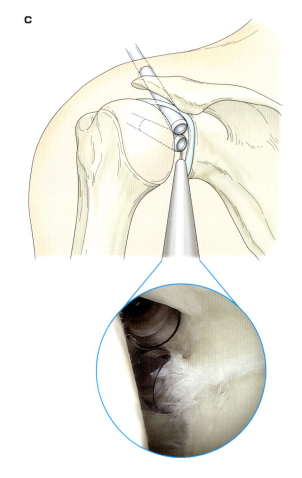

図2 ポータルの作製
前方に2つカニューラを使用する。

2 関節内病変の評価

まずは，肩甲上腕関節の評価，軟骨損傷，関節唇の剥離，IGHLの緊張を確認する。ポイントは，関節唇-関節包靱帯複合体の状態を評価することである。前方関節包および後方関節包については，30°斜視鏡では前上方ポータルから，もしくは70°斜視鏡を用いて必ず確認する。関節鏡所見にてIGHLの損傷・菲薄化が著しい場合には，直視下inferior capsular shiftに変更する場合もある。さらにHill-Sachs lesionについても確認する 図3 。Hill-Sachs lesionが内側にある場合には前上方ポータルから70°斜視鏡を用い，軽度外旋すると後方処置が行いやすいことがある。しかし，Hill-Sachs lesionが後方にある場合には後方より確認するほうが容易である。

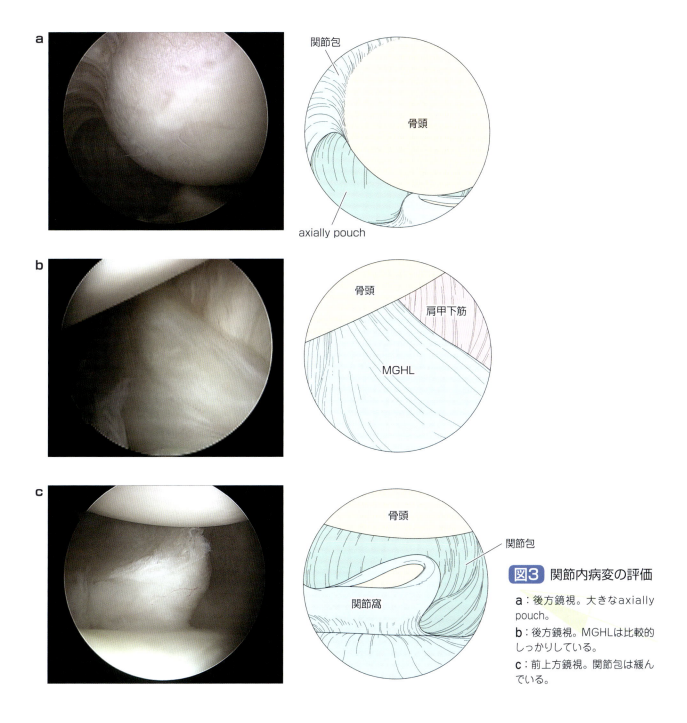

図3 関節内病変の評価
a：後方鏡視。大きなaxially pouch。
b：後方鏡視。MGHLは比較的しっかりしている。
c：前上方鏡視。関節包は緩んでいる。

3 後方処置（SABの郭清，remplissage用のアンカー設置）

　肩峰下滑液包（subacromial bursa；SAB）を郭清する。後方の腱板直上には血管があることが多く，これを傷付けないように丁寧に行う 図4a 。棘下筋（infraspinatus muscle；ISP），小円筋（teres minor muscle；TM）の位置を確認する。Nimuraら[6]の報告によれば，ISP-TMの間には比較的強固な関節包が存在するため，ここに糸をかけることを目指す 図4b 。

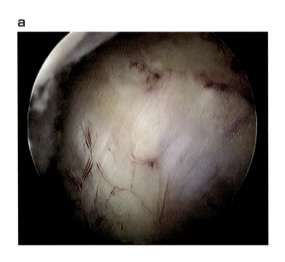

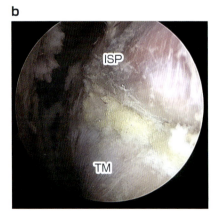 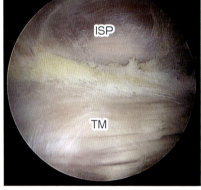 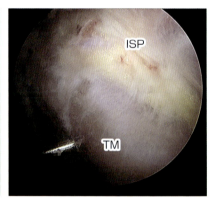

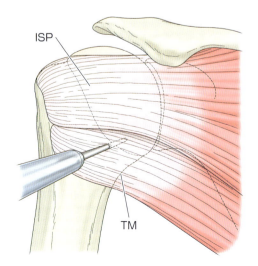

図4　SABの鏡視（ISP-TMの間隙）
a：血管があるので注意する。
b：TMの腱成分にメルクマールを挿入する。

loose shoulderに対する手術療法

loose shoulderでは骨傷がないことが多いため，骨母床をリングキュレットなどにより decorticationを行う 図4c，図4d。通常，アンカーを2本用いてISPとTMそれぞれにマットレス縫合している 図4e。関節弛緩性が強い場合にはIGHLを持ち上げるように下方に糸をかける 図4f～図4h。後方関節包を愛護的に操作するため，著者らはカニューラを関節包を貫通させず，subacromial spaceまでにとどめ，アンカー挿入にはSutureTak®のPercutaneous Insertion Kit（Arthrex社）を用いている。

> **コツ&注意　NEXUS view**
> remplissage手技を行う場合には，前方の処置を行う前にHill-Sachs lesionにアンカーを打って，後方関節包に糸をかけて，縫合する直前まで行う（先に後方を縫合してしまうと前方の操作がやりにくくなる）。

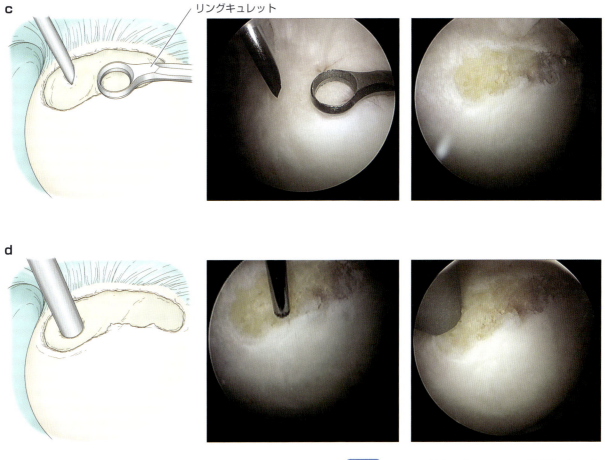

図4　SABの鏡視（ISP-TMの間隙）（つづき）
c：メルクマールの位置と付着部を十分に確認する。
d：ダイレーターを挿入。

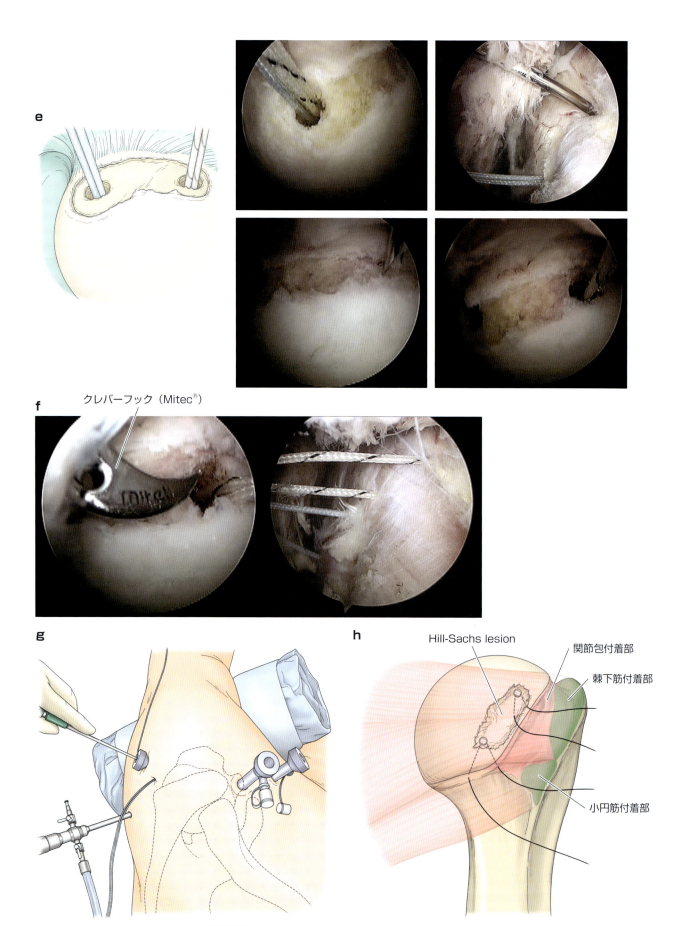

図4 SABの鏡視（ISP-TMの間隙）（つづき）

e：SutureTak®を挿入し，次にISPの腱成分にも同様の手法で，2本目のアンカーを挿入する。
f：関節面からplicationの程度を確認する。
g，h：下方からIGHLを持ち上げるようにして，腱および関節包に糸をかける。

4 前方関節包剥離(Bankart repair用のアンカー設置,縫合)

　前方から下方(2時から7時)まで一度関節包を剥離することで,関節包全体の緊張をかけることが容易となる。さらに,スーチャーアンカーを用いることでmarrow stimulationを促し,生物学的治癒を促進できると考えている 図5 。アンカーの種類に関しては,より細い糸を用いて複数の縫合を行う方法〔JuggerKnot(Biomet社)など〕と,太い糸とノットレスの組み合わせによる方法〔PushLock® Anchor with LabralTape™(Arthrex社)など〕が新しく提唱されている。アンカー設置位置は,大きな骨欠損がない場合,前下方ポータルから設置できる最下方(5時)に設置する。

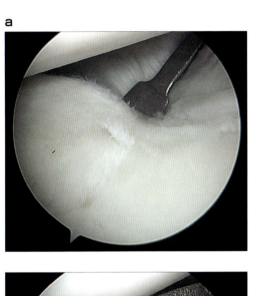
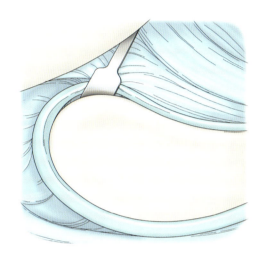
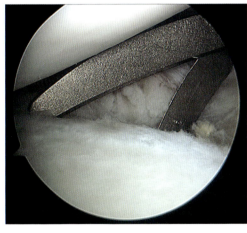

図5 前方関節包plication
a:前下方の関節包を一度リリースする。

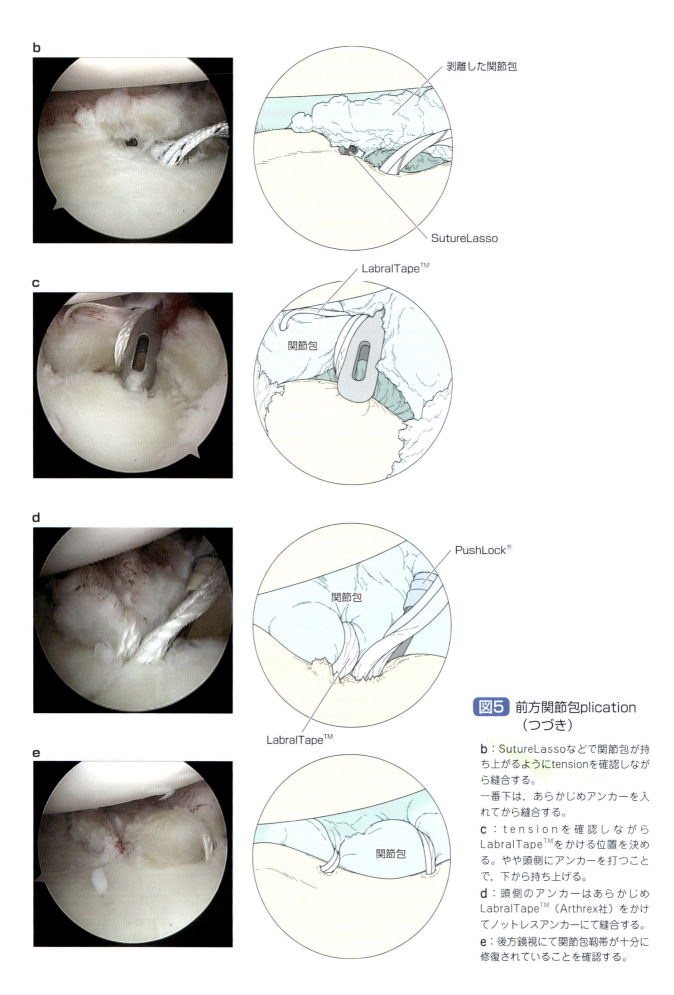

図5 前方関節包plication（つづき）

b：SutureLassoなどで関節包が持ち上がるようにtensionを確認しながら縫合する。
一番下は，あらかじめアンカーを入れてから縫合する。
c：tensionを確認しながらLabralTape™をかける位置を決める。やや頭側にアンカーを打つことで，下から持ち上げる。
d：頭側のアンカーはあらかじめLabralTape™（Arthrex社）をかけてノットレスアンカーにて縫合する。
e：後方鏡視にて関節包靱帯が十分に修復されていることを確認する。

5 remplissageの縫合

前方の処置が終了した後に，すでにカニューラ内に引き抜いてあった糸を縫合して終了となる。縫合すると関節包が縫縮される 図6 。

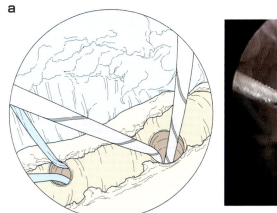
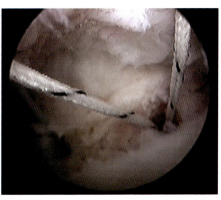
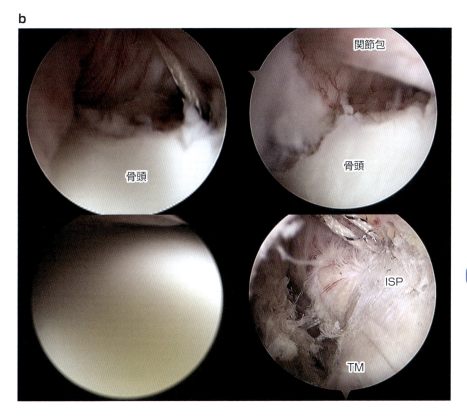

図6 後方plication
a：remplissage縫合前。関節内より縫合前の確認を行う。
b：remplissage縫合後。すでにカニューラ内に引き抜いてあった糸を順に縫合すると，関節包が骨頭に圧着される。最後にSABからも確認する。

6 後療法

基本は3～4週間の固定とする。強い内旋位にならないように外転枕を使用している。運動は4～6カ月で許可し，collision sportsでは8カ月で復帰を許可する。

> **トラブル　NEXUS view**
> SABの視野を十分確保せず，内側から糸をかけると術後の外旋制限が強くなるため，滑液包面と関節面を十分に観察して縫合位置を確認する。

文献
1) 遠藤寿男, 滝川　昊, 高田広一郎, ほか. Sog. Schulterschlottergelenkの診断と治療法の経験. 中部整災誌 1971；14：630-1.
2) Neer CS 2nd, Foster CR. Inferior capsular shift for involuntary inferior and multidirectional instability of the shoulder. A preliminary report. J Bone Joint Surg Am 1980；62：897-908.
3) Duncan R, Savoie FH 3rd. Arthroscopic inferior capsular shift for multidirectional instability of the shoulder：a preliminary report. Arthroscopy 1993；9：24-7.
4) 信原克哉著. 肩 その機能と臨床. 第3版. 東京：医学書院；2001.
5) Burkhart SS, Lo KY, Brady PC, et al, authors. The Cowboy's Companion：A Trail Guide for the Arthroscopic Shoulder Surgeon. Philadelphia：Wolters Kluwer/Lippincott Williams & Wilkins；2012.
6) Nimura A, Kato A, Yamaguchi K, et al. The superior capsule of the shoulder joint complements the insertion of the rotator cuff. J Shoulder Elbow Surg 2012；21：867-72.

I. 肩

スポーツによる胸郭出口症候群の診断と手術法

慶友整形外科病院スポーツ医学センター　古島　弘三
慶友整形外科病院スポーツ医学センター　草野　　寛
慶友整形外科病院　　　　　　　　　　伊藤　恵康

Introduction

　胸郭出口症候群（thoracic outlet syndrome；TOS）は診断や治療が難しい疾患であるため，その手術療法の予後や合併症に関する報告は少ない。上肢の繰り返し動作の多いアスリートにもみられる疾患であるが，まだ世界的にも認知度は低いと思われる。そのためアスリートのTOSの治療に関するまとまった報告は少なく，治療においてはまだコンセンサスは得られていないのが現状である。

　TOSは野球を代表とするオーバーヘッドアスリートにも発症する疾患であるが，当院の調査では2008～2012年の5年間において，上肢痛を主訴として受診した野球選手2,580名のうちTOSと診断された割合は137名（5.3％）であった[1]。しかし，その後TOSに対する診断能力が向上し，TOS症状を有する患者が実に多く，10％前後の選手にTOSを起因とする痛みを生じていることがわかってきた。アスリートにおけるTOSの神経血管症状は一般に考えられているより厳しく，スポーツの継続が困難な例も少なくない。さらには日常生活においても支障をきたすことがあるため，早期に積極的な治療が必要である。しかし，TOSの手術は一般的に難度が高く手術療法は敬遠される傾向がある。そこで著者ら[2]は内視鏡を併用する手術法を考案し，手術症例を重ねた結果，より安全で正確な手術が可能になってきた。

　本項では，当院が行っているTOSの診断とその手術法について述べる。

術前情報

●診断

問診

　TOSは肩甲帯から上肢にかけての痛みやしびれ，脱力感や冷感など症状が多彩であるため，診断には詳細な問診と診察が重要である。投球障害による選手の主訴は，肩関節痛や肘関節痛がほとんどである。痛みがなければ病院受診することは少ない。問診では，投球数が増えると腕全体の脱力に加え，「ときどき球がすっぽ抜ける」「投球後にしびれなど生じてくる」など詳しく聴くと多くの選手が経験していることがわかる。また，バックプレスなど肩挙上位を繰り返すトレーニングなども過度に行っているケースが目立つ。日常生活動作では洗髪，電話，つり革などの困難さを訴えることもあり，ときどき重症例に出くわすこともあり注意が必要である。

理学所見

　感覚障害は腋窩神経支配領域や尺骨神経領域に多くみられ，しびれは尺骨神経領域の上腕内側，前腕内側，手尺側に多い。そして，斜角筋，鎖骨上窩，四辺形間隙，内側上腕筋間中隔，肘部管などに圧痛やTinel徴候を認めることが多い。

　いわゆる脈管系テスト（Wright test, Eden test, Adson test）などは，神経症状を主体とするTOSにはあまり有用なテストではなく偽陽性例が多い。主にRoos testによる診断が有用である。教科書的にRoos testは3分間で誘発されればTOSの診断となるが，多数の症例の経験からおおよそ30秒以上Roos test継続可能であれば保存療法が効果的であり，手術適応はないと考えている。

手術進行

1. 体位，皮切
2. 斜角筋三角底辺部の展開（前・中斜角筋と神経血管束の同定）
3. 斜角筋の切離と第一肋骨切除
4. 神経血管束の開放の確認と胸膜損傷の有無の確認
5. 後療法

超音波所見

近年では超音波診断が格段に進歩したので，TOSが疑われる症例には必ず超音波評価をしている．鎖骨上窩よりプローブを当て 図1a，まず第一肋骨内側縁上の前・中斜角筋底辺を観察し 図1b，この前・中斜角筋間距離（interscalene distance；ISD）を計測する 図1c．通常，解剖学的平均距離は約10mmと報告されているが[3]，多くのTOS症例ではISDは狭くなっている．

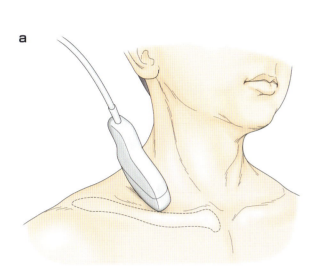
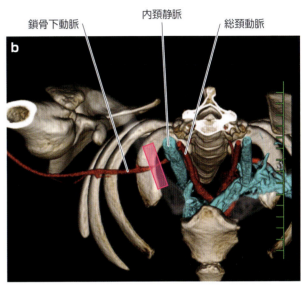
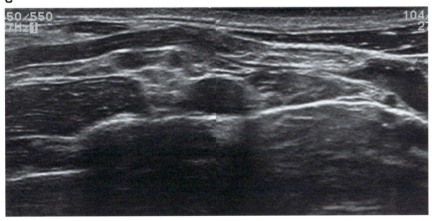
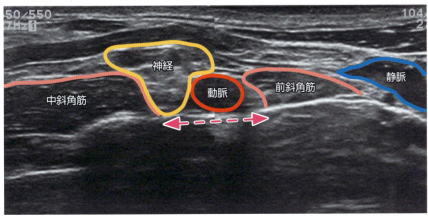

図1 超音波検査

a：鎖骨上窩よりプローブを当てる．
b：第一肋骨内側縁の斜角筋三角底辺を観察する．
c：前・中斜角筋間距離（ISD）を計測する（矢印）．

次に，鎖骨下動脈の血流速度を計測する．第2肋骨上の胸郭出口部において 図2a，①下垂位，②90°外転位，③最大挙上位の3肢位でそれぞれ収縮期最大血流速度（peak systolic velocity；PSV）を測定する 図2b，図2c．正常では80〜120cm/sであるが，挙上位になるに従い動脈の圧迫により血流速度が減少するが，軽度の狭窄の場合には上昇する例もある．高度な圧迫例では血流速度が0cm/sになることもある．血流速度の著明な低下がみられればTOSと診断できる．

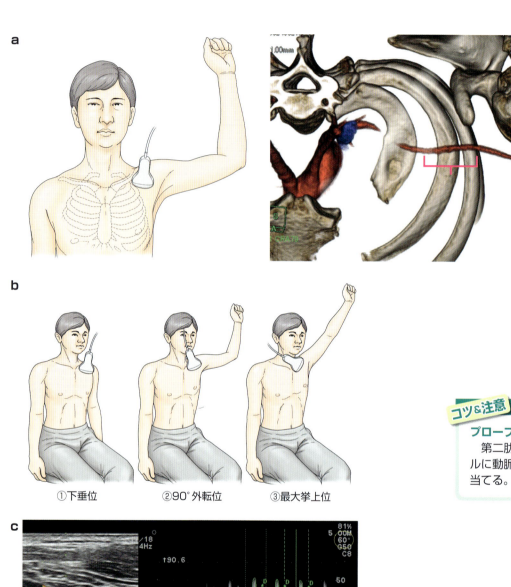

①下垂位　　②90°外転位　　③最大挙上位

コツ&注意 NEXUS view

プローブの当て方
第二肋骨をメルクマールに動脈に沿って同軸に当てる．

図2 超音波検査（つづき）

a：鎖骨外側第二肋骨上よりプローブを当てる．

b：①下垂位，②90°外転位，③最大挙上位にて評価する．

c：超音波Dopplerで収縮期最大血流速度（PSV）を測定する．

血管造影3D-CT

保存療法で著明な症状の改善がみられない場合には，3D-CTに鎖骨下動脈造影を併用して補助診断を行っている．外転外旋肢位で鎖骨下動脈の血管狭窄，あるいは閉塞がみられれば（TOS患者の約45％）確定診断となる 図3a 。血管の圧迫がみられれば，当然ほぼ神経も圧迫を受けている．しかし，多くは血管の圧迫はみられない（TOS患者の約55％）．

3D-CTにおいて，下垂位と挙上位撮影を行い肋鎖間隙の狭小化 図3b や肩甲骨の位置異常が観察できるメリットがある 図3c 。肋鎖間隙が骨性にかなり狭い例，頸肋による例，肩甲骨位置異常などの骨性による要因であることも観察される．

● 手術適応
① 適切な理学療法の結果，症状の改善がなくスポーツ復帰が困難である例
② 日常生活に支障をきたしている例（挙上困難，電話，洗髪動作などによるしびれ，著明な握力低下など）
③ 血管造影で血管の狭窄（軽度の狭窄でも圧迫所見がある例）あるいは閉塞所見がみられる例
　など．

● 禁忌
TOSの診断根拠が乏しい症例．

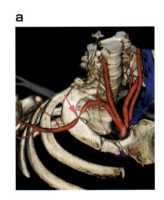
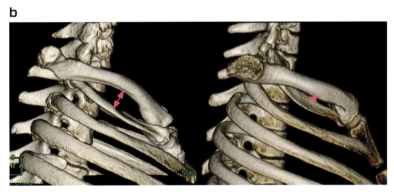
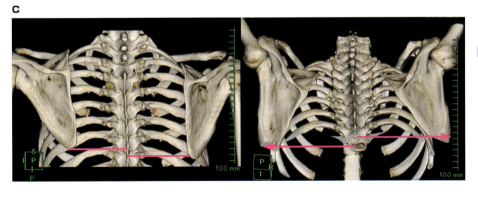

図3 3D-CT血管造影像

a：鎖骨下動脈の血管狭窄あるいは閉塞がみられれば確定診断となる（矢印）．
b：同じ挙上位でも肋鎖間隙には個人差がある．
c：下垂位と挙上位撮影を行い肩甲骨の位置異常がみられる．

❶ 問診および理学所見でTOSの診断ができる．
❷ 超音波，3D-CT，血管造影は診断の補助となり確定できる．
❸ 斜角筋，骨性（肋鎖間隙），異常線維束などが原因となりうる．

手術手技

1 体位，皮切

全身麻酔下，側臥位にてSPIDER2 Limb Positioners（Smith & Nephew社）を使用して上肢を牽引しながら手術を行う 図4a 。皮切は第3～4肋骨高位で約5～8cmのtransaxillary approachで進入し，胸壁に沿って展開する 図4b 。内視鏡は広背筋の後上方にポータルを作製して皮下からカニューラを挿入する 図4c 。

> **コツ&注意 NEXUS view**
> 皮切後すぐに腋窩方向へは展開せず，直下に胸壁まで展開してから胸壁に沿ってアプローチすると視野が得られやすい 図4d 。

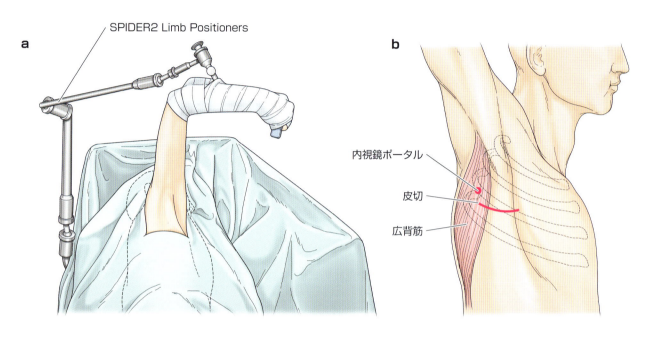

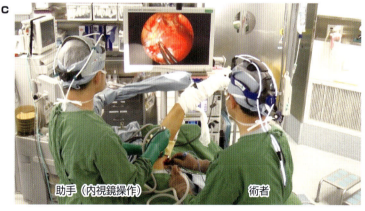

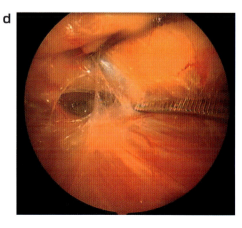

図4 体位，皮切

a：側臥位にてSPIDER2 Limb Positionersを使用して上肢を牽引しながら行う。
b：皮切は第3～4肋骨高位で約5～8cmのtransaxillary approachで進入し，胸壁に沿って展開する。
c：助手が内視鏡を操作し，広背筋の前方にポータルを作製して挿入する。
d：胸壁に沿ってアプローチすると視野が得られやすい。

2 斜角筋三角底辺部の展開

　内視鏡で鏡視しながら鎖骨下動脈の拍動を目安にし，その周囲を丁寧に止血しながらツッペルなどで剥離展開する。第一肋骨と前・中斜角筋の解剖学的関係と形態を確認する 図5a 。ISDの計測 図5b ，斜角筋の肥大，異常線維束の確認を行う。神経血管束の走行状態を確認する 図5c 。

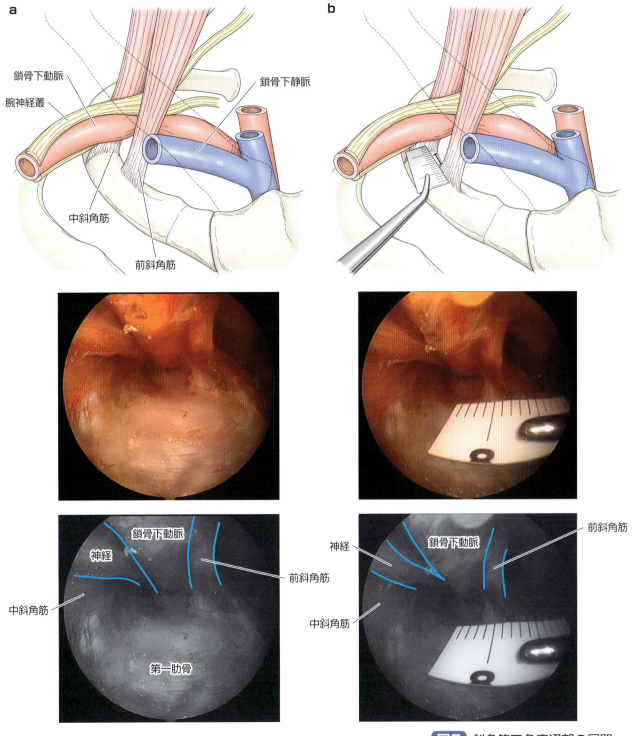

図5 斜角筋三角底辺部の展開
a：第一肋骨と前・中斜角筋の解剖学的位置と形態を確認する。
b：ISDの計測。

> **コツ&注意 NEXUS view**
>
> 多くの症例を経験すると，高度な臨床症状をもつ症例ほどISDは狭いことが多く，癒着や異常線維などもみられ，オリエンテーションがつきにくい．さまざまな病態があることを認識しておくことが大切である 図5d，図5e．

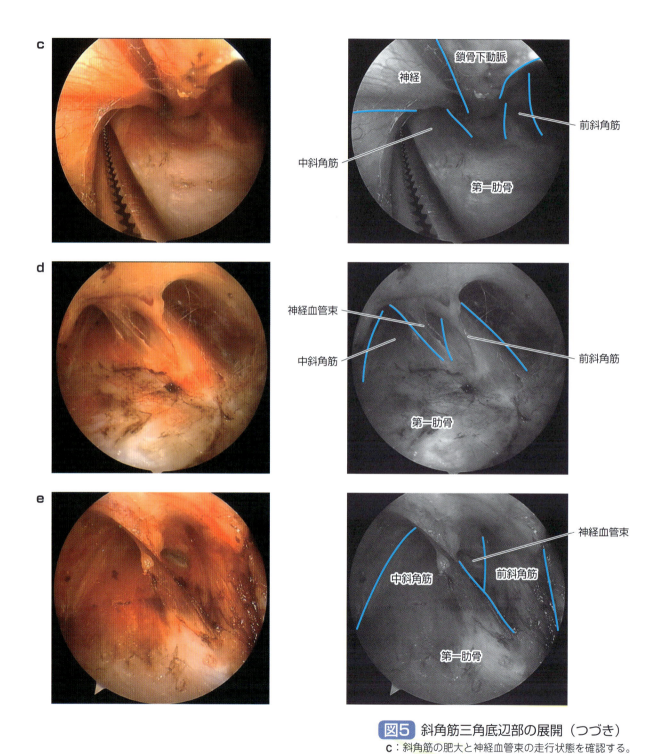

図5 斜角筋三角底辺部の展開（つづき）
c：斜角筋の肥大と神経血管束の走行状態を確認する。
d，e：ISD＝0mmの症例。シビアな症状をもつ症例ほどISDは狭い。

3 斜角筋の切離と第一肋骨切除

第一肋骨表面から前・中斜角筋を切離する 図6a 。次に第一肋骨の外側縁と壁側胸膜を骨膜下に，柄付きラスパトリウムなどで剥離しながら第一肋骨の全周を露出する 図6b 。前・中斜角筋停止部の全範囲まで第一肋骨をpiece by pieceに可及的に切除していく 図6c , 図6d 。

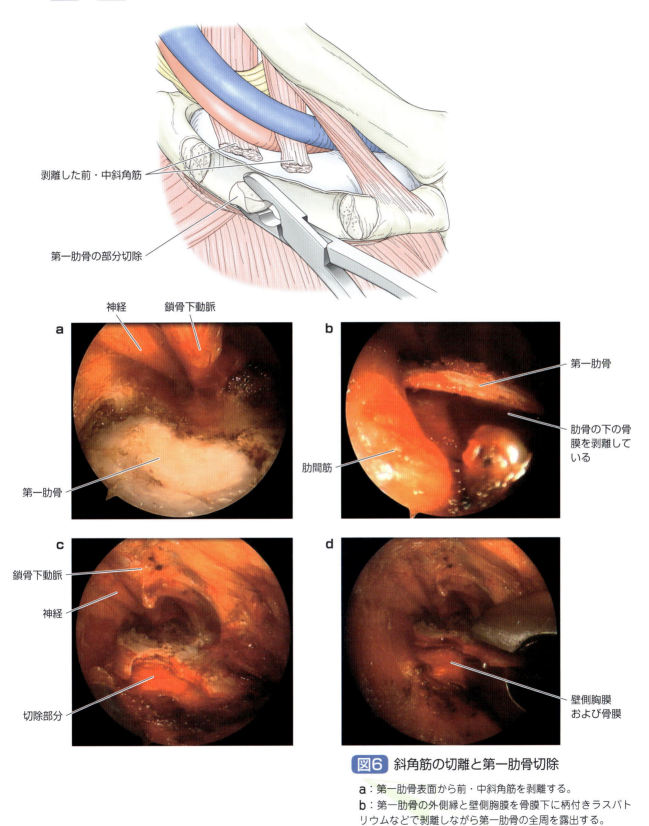

図6 斜角筋の切離と第一肋骨切除
a：第一肋骨表面から前・中斜角筋を剥離する。
b：第一肋骨の外側縁と壁側胸膜を骨膜下に柄付きラスパトリウムなどで剥離しながら第一肋骨の全周を露出する。
c, d：第一肋骨をpiece by pieceに可及的に部分切除する。

第一肋骨後方では，下位神経の走向を確認し，切除部と神経が接触しないところまで，また投球動作による鎖骨の後方移動を考慮して，中斜角筋停止部より十分後方まで切除する 図6e 。第一肋骨前方は，前斜角筋停止部の前方まで切除する。前斜角筋は胸膜にも広く停止しているため，切離するときに胸膜損傷には注意すべき部位である。

> **コツ&注意 NEXUS view**
> 　斜角筋内は血管が豊富であるので，バイポーラにて止血しながら切離するとよい 図6f 。後方の壁側胸膜の剥離は胸膜損傷を避けるため，step by stepに肋骨を切除しながら徐々に行っていくとよい。

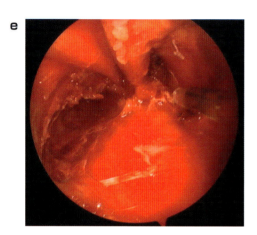
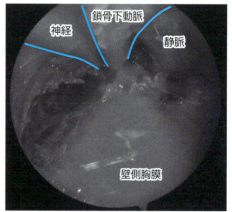
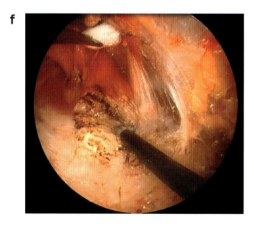
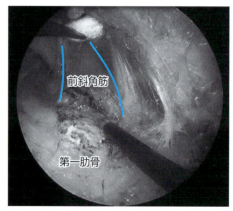

図6 斜角筋の切離と第一肋骨切除（つづき）

e：第一肋骨後方は，下位神経の走向を確認し，切除部と神経が交錯しないところまで，十分後方まで切除する。
f：斜角筋内は血管が豊富であるのでバイポーラにて止血しながら切離するとよい。

4 神経血管束の開放と胸膜損傷の有無の確認

　鎖骨下動脈と神経叢の間に異常線維束や最小斜角筋などの破格などがあれば切離する。斜角筋と血管神経束との間が広がり神経の緊張が緩むのが確認される 図7a, 図7b。

　最後に，胸膜損傷の有無を確認する。洗浄前には生理食塩水を術野に充満させて麻酔科医により肺を加圧してもらい 図7c，多数の気泡が出てくるとき，また加圧をやめると生理食塩水が胸腔内へ吸い込まれ減少するようであれば胸膜損傷がある。胸膜損傷があれば，胸腔ドレーンを2～3日留置する。損傷部には胸膜の穴が小さければ皮下などからあいた穴より大きいサイズの脂肪塊を採取し，肺の呼気最終時に陰圧となるタイミングで穴のあいたところに留置して塞ぐとよい 図7d。問題がなければ排液ドレーンを1～2日挿入する。

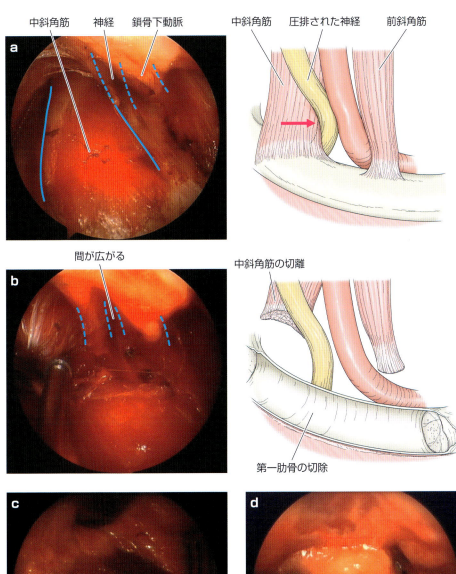

図7 神経血管束の開放と胸膜損傷の有無を確認

a：神経が中斜角筋により前方へ圧排されている。
b：中斜角筋の切離と第一肋骨切除により動脈と神経の間が広がり，神経の緊張が緩むのが確認される。
c：胸膜損傷の有無を確認する。生理食塩水を術野に充満させて，麻酔科医により肺の加圧試験を行う。
d：皮下脂肪からあいた穴より大きいサイズの脂肪塊を採取し，肺の呼気最終時に陰圧となるタイミングで穴のあいたところに留置する。

5 後療法

　術直後および翌日には胸部単純X線像を撮影し，気胸や縦隔気腫がないかを確認する（図8）。術後2～4週間は安静を指示し，症状をみて徐々にスポーツ復帰（投球）を許可する。術後約3カ月で問題がなければ完全復帰（全力投球）を許可する。上肢の挙上位における筋力トレーニング（バックプレス）などは控えるよう指示する。

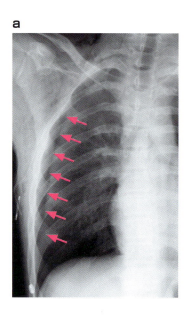
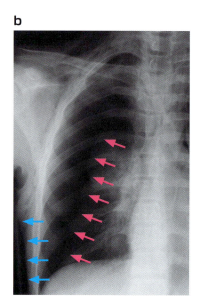
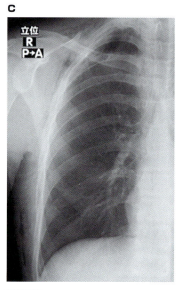

図8 術後気胸例

術直後および翌日には胸部単純X線像を撮影し，気胸や縦隔気腫がないかを確認する。
a：術直後。気胸が確認される
b：術2日後。術翌日。皮下気腫と気胸が広がっているのが確認される
c：術3日後。胸腔ドレーン留置翌日。エアーはなくなっている

当院での手術成績

著者らは2012年11月からTOSに対して鏡視アシスト下に第一肋骨切除術を施行している。2016年10月まで（4年間）で術後3カ月以上の189例（平均年齢25.2歳，男性144例，女性45例）の結果をまとめた 表1 。平均手術時間は約80分であった。スポーツ症例105例（平均年齢17.9歳），非スポーツ症例84例（平均年齢34.5歳）に分け術後成績を比較した。評価には南川ら[4]の評価を用いた。スポーツ症例の術後成績は，非スポーツ症例と比べ良好な結果であった。

合併症は胸膜損傷が初期手術例の5例，縦隔気腫が3例であった。胸膜損傷は，術後胸腔ドレーンの留置で，縦隔気腫は1～2日の安静にて胸痛などの症状は改善した。そのほか，数例に術後肩甲骨周囲の疼痛が生じたが，経過観察で改善した。一方で，慢性的な偏頭痛やめまいなどの原因不明な症状が消失した例が多数あった。

	スポーツ群（105例）	非スポーツ群（84例）
平均年齢	17.9歳	34.5歳
性別	男性（93.3%）	男性（54.8%）
両側発症例	5.7%	36.3%
ISD	6.0mm	5.7mm
成績（優・良の割合）	93.5%	71.7%

ISD：interscalene distance（前・中斜角筋間距離）

優：完全寛解
良：症状の一部残存
可：症状残るも術前と比べよい
不可：不変または悪化

	DASH score	
	術前	術後（3カ月以上）
全症例（189例）	36.8	15.9
非スポーツ群（84例）	49.6	28.5
スポーツ群（105例）	26.7	7.6

（文献4より）

表1 手術成績
2012年11月～2016年10月まで（4年間）術後3カ月以上の189例（平均年齢25.2歳）の手術成績

今後の展望

　野球選手におけるTOSは，すべての症例において「肩周囲あるいは肘周囲痛のため投球困難」が主訴であることが多い．症状が重症になると，日常生活も困難で上肢挙上動作が不能になり，神経内科，ペインクリニック，精神科など病院を転々としていることもあるので，しっかりとした問診から始まる診断が必要である．

　TOSの原因の1つとして，Twaijら[5]はほとんどの症例は解剖学的な素因をもっていると報告している．第一肋骨周辺は解剖学的にもともとバリエーションの多い部位であり，頸肋，異常線維束，異常筋線維，異常靭帯などの多数の破格が報告されている[6]．投球では，肩関節外転外旋動作によって鎖骨が後方へ回旋し，肋鎖間隙が狭小化する[3]．これにより神経血管束に圧迫と摩擦が起こることに加えて，筋力トレーニングによる斜角筋群の肥大，斜角筋の筋損傷による血腫や腫脹の結果瘢痕化し，神経血管束がさらに圧迫され発症または増悪する．著者らのスポーツ選手における症例では，高校生や大学生の若年の症例が多く，かつ筋力トレーニング愛好者が多かったことは，もともとの解剖学的素因に上肢挙上位における繰り返される動作が加わって発症したのではないかと推測しており，いわゆる典型的な女性のなで肩例の牽引型TOSとは別な見方が必要であると思われる．

　内視鏡併用による本手術のメリット[2]は，①神経血管束を細かく観察でき術野をモニターで確認しながら安全で正確な細かい手術操作が可能となる，②術者，助手のストレスが軽減される，③助手や介助者にもわかりやすく手術がスムースに施行できるようになるため効率的な手技の獲得が容易になる，さらに④神経血管束周囲の繊細な剥離が可能となるため胸膜損傷のリスクを軽減できることなどが挙げられる．また，最も進歩したこととして，直視下で行っていたときには確認できなかった局所の解剖学的破格が詳細に確認されたことが挙げられる．内視鏡の導入は，今後のより正確な病態の解明に役立つと思われる．

　これまで筋骨格系が発達したスポーツ選手におけるTOSの認識は少なかったと思われるが，スポーツ選手のTOSは著者らの治療経験から整形外科医が想像する以上に多く存在すると確信するようになった．しかし，治療する側にTOSの認識がなければ診断は不可能である．なかには精神疾患と疑われ何も治療されてこなかった患者もまれではなく，その後の人生を左右することすらあるので，スポーツ症例の難治例にはTOSの素因がありうることを認識して，診断治療に当たる必要がある．

文献

1) 古賀龍二, 古島弘三, 岩部昌平, ほか. 手術的治療を行った野球選手のいわゆる胸郭出口症候群の臨床的特徴と治療成績. 肩関節 2014；38：981-5.
2) 古島弘三, 古賀龍二, 岩部昌平, ほか. 野球選手の胸郭出口症候群に対する手術方法と成績－鏡視下手術の有用性に着目して－. 肩関節 2015；39：777-82.
3) Savgaonkar MG, Chimmalgi M, Kulkarni UK. Anatomy of inter-scalene triangle and its role in thoracic outlet compression syndrome. J Anat Soc India 2006；55：52-5.
4) 南川博道, 高岸直人, 竹下　満, ほか. 胸郭出口症候群の治療成績. 整外と災外 1984；32：77-81.
5) Twaij H, Rolls A, Sinisi M, et al. Thoracic outlet syndromes in sport：a practical review in the face of limited evidence--unusual pain presentation in an athlete. Br J Sports Med 2013；47：1080-4.
6) Atasoy E. Thoracic outlet syndrome：anatomy. Hand Clin 2004；20：7-14.

肘 II

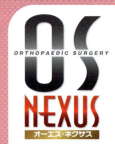

II. 肘

スポーツによる尺骨神経障害に対する手術法

北海道整形外科記念病院　近藤　真

Introduction

　一般に中高年者に発症する肘部管症候群は，しびれや筋力低下が主訴になることが多く，診断は比較的容易なことが多い。しかし，野球選手をはじめとするスポーツによる尺骨神経障害の診断には苦慮することがある。
　本項では，主に野球選手に発症する尺骨神経障害の診断および治療に関して私見を交えて論述する。

術前情報

●尺骨神経障害

　スポーツ選手の肘周辺の尺骨神経障害の原因は，Osborne靱帯，尺側手根屈筋（flexor carpi ulnaris；FCU）深腱膜・筋間中隔の肥厚，Struthers' arcade，滑車上肘筋，上腕三頭筋肥大，陳旧性内側側副靱帯（medial collateral ligament；MCL）起始部剥離骨折などに伴う内側不安定性，変形性肘関節症，尺骨神経脱臼によるfriction neuritis，投球動作による牽引などが報告され，単独ではなく複合的な原因により生じることが多い[1]。本項では，障害の原因となる，スポーツで最も多い野球選手の肘部管症候群として解説する。

　野球選手に発症する肘部管症候群の症状，身体所見の特徴としては，筋力低下や知覚鈍麻ではなく，投球時の肘内側部痛が主訴になることが多いことである。また，その神経障害は他覚的所見に乏しい。圧痛を肘MCL付近に認め，外反ストレス時の肘内側部痛を認めることが多いためMCL損傷と誤診されることがある。著者ら[2]の報告では手術例8例中3例が，前医でMCL損傷と診断されていた。また，8例全例に肘内側部の圧痛を，7例に外反ストレス時の肘内側部痛を認め，わずかな小指尺側の知覚鈍麻を3例に認めた。

　鑑別診断は比較的難しく，MCL損傷に肘部管症候群を合併することが多いのも鑑別が困難な一因であろう。著者の印象としては，MCL損傷では投球開始早期より痛みのため投球困難であるが，肘部管症候群では投球していくうちに徐々に肘内側部痛が出現したり，野球用語になるが，徐々に「ボールの抑えが利かなくなる」というのが特徴である。

●手術適応

　治療の原則は保存療法であることはいうまでもなく，投球を中止し，ビタミンB_{12}製剤を投与する。3〜4週の後，圧痛，外反ストレス時痛が軽快すれば徐々に投球を再開する。軽快を認めなかったり，投球再開後早期に症状が再発するようであれば手術療法を考慮する。

手術進行

1. 内側前腕皮神経，尺骨神経の剥離
2. 皮下前方移所術
3. 後療法

手術は神経剥離や前方移所術が施行され，良好な成績が報告されているが，著者は以前より皮下前方移所術を施行してきた．青木ら[3]は新鮮遺体標本を用いた実験で，肘関節に外反不安定性を認めない場合には尺骨神経に加わる緊張が少なくなる皮下前方移所術を推奨しており，本法に確信を得ている．

● 麻酔，手術体位，皮切

手術は全身麻酔下に，空気駆血帯を使用して，仰臥位，肩外転外旋位で施行する 図1a。皮切は尺骨神経に沿い，遠位は内側上顆の5cm遠位まで，近位はTinel sign陽性の部位も参考にするが，Struthers' arcadeや上腕三頭筋と内側筋間中隔との間で絞扼を受ける可能性も念頭に置いておく必要があり，内側上顆のおおよそ10cm近位まで加える 図1b。

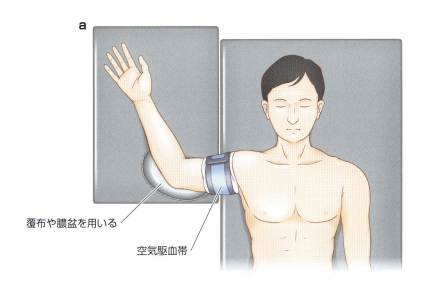

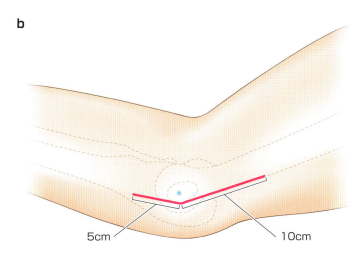

図1 皮切

皮切は尺骨神経に沿い，内側上顆（＊）を中心に遠位5cm，近位10cm程度の位置に作製する．

❶ 患者が投球時肘内側痛を訴えるときは，尺骨神経障害の存在を念頭に置く．
❷ 尺骨神経の剥離は近位から行うと，癒着が少なく剥離しやすい．
❸ 肘を完全伸展しても，前方移所した尺骨神経に緊張が加わっていないことを確認する．

手術手技

1 内側前腕皮神経，尺骨神経の剥離

内側前腕皮神経が術野で観察されることが多く，これを剥離，retractする 図2 。

次に肘を屈曲していき，尺骨神経が内側上顆を乗り越え，脱臼するか否かを観察しておく 図3 。

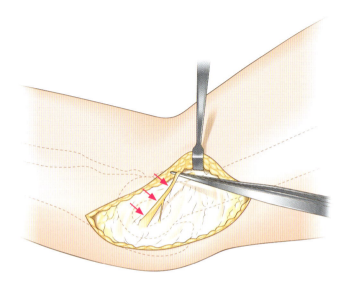

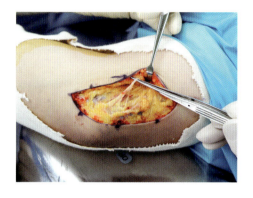

図2 内側前腕皮神経の剥離

内側前腕皮神経（矢印）を剥離後，摂子にて持ち上げている。

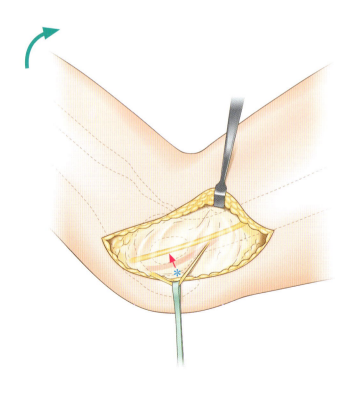

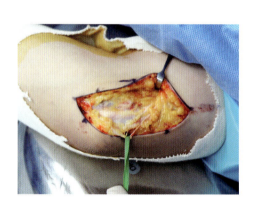

図3 脱臼の確認

肘を屈曲すると，尺骨神経（＊）が内側上顆に乗り上げるのが観察される。

尺骨神経は周囲との癒着が少ない内側上顆の数cm近位より剥離を始めると剥離しやすい 図4 。随伴血管は可能な限り温存するように近位，遠位ともに愛護的に剥離する。近位，遠位ともに十分に剥離した後，尺骨神経のkinkingを防ぐために著者は近位では筋間中隔 図5 を，遠位ではFCU筋膜の一部を切除している 図6 。

> **コツ&注意 NEXUS view**
> 筋間中隔を切除する際にはこれを貫通する血管があり，これを損傷すると比較的出血が多く，止血に難渋することがあるので注意をすべきである。

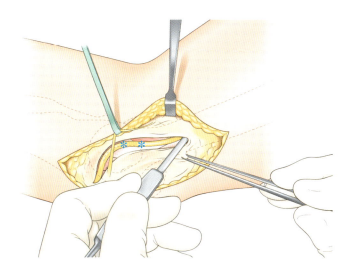

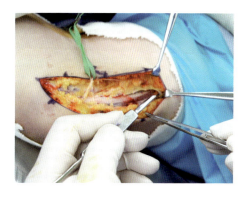

図4 尺骨神経の剥離
尺骨神経（＊）を近位より剥離している。

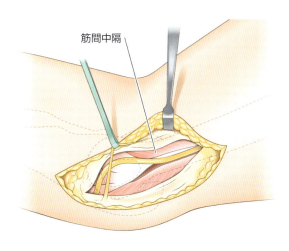

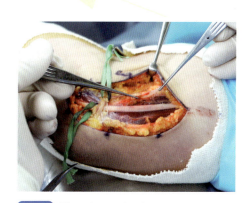

図5 筋間中隔の切除
近位でkinkingのないように筋間中隔を切除する。写真は筋間中隔を摂子で持ち上げているところ。

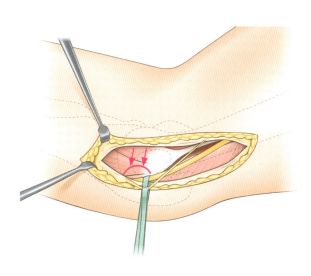

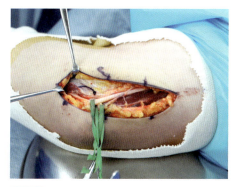

図6 FCU筋膜の一部を切除
尺骨神経を前方に移所する際，遠位でもkinkingのないようにFCUの筋膜を一部切除するための切除線（矢印）を示す。

2 皮下前方移所術

　皮下前方移所術を行う際に，尺骨神経の関節枝が移所の障害になることがある図7。これはsulcus付近で後方に向かって走行することが多く，切離して問題ない。ただし，FCUの筋枝がその遠位から分枝しているので十分に注意を払う必要があり，この枝を十分遠位まで剥離しないと前方移所の障害になることがある。前方移所を行う前に筋間中隔およびFCU筋膜の一部を切除したことによってkinkingのないことを確認する図8。閉創する前には，肘を伸展しても尺骨神経に緊張がかからないことを確認するのが肝要である図9。

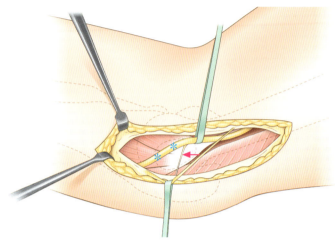

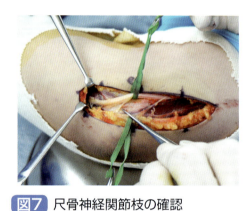

図7 尺骨神経関節枝の確認

尺骨神経（＊）を近位，遠位ともに十分に剥離し，前方に移所しようとすると，尺骨神経関節枝（矢印）が障害になっているのが観察される。

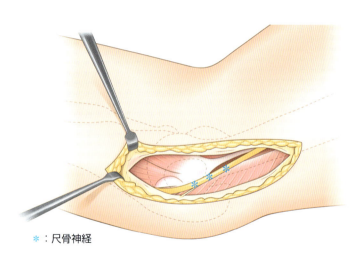

＊：尺骨神経

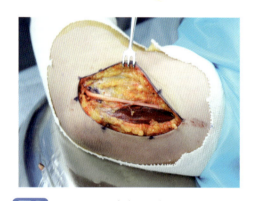

図8 kinkingの有無の確認

筋間中隔およびFCU筋膜を切除後，前方移所を行い近位，遠位ともにkinkingのないことを確認する。

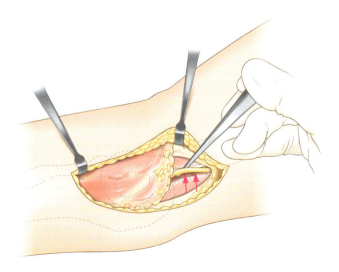

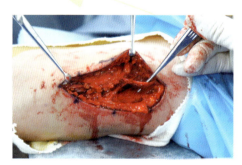

図9 尺骨神経の確認

尺骨神経を前方移所後，肘を伸展しても緊張が神経にかかっていないことを確認する（矢印は移所された尺骨神経であり，摂子で手前に神経を引いてみている）。

3 後療法

　術後は1週間long arm splint固定の後，肘可動域訓練を開始する。日常生活は特に制限しないが，上下肢や体幹のコンディショニングを術後2週より，筋力訓練は術後4週より開始する。肘痛や神経症状が消失していれば術後8週よりシャドーピッチングを開始し，痛みを自覚しなければ1〜2週後より投球を許可する。

　スポーツによる尺骨神経障害に対する尺骨神経皮下前方移所術は，術後良好な成績が安定して得られている。MCL損傷の合併を否定できないが，スポーツ復帰まで術後1年程度のリハビリテーション期間を設けることが物理的に不可能な場合，本法を施行し，術後2カ月の間にMCL損傷に対する保存療法の後，スポーツ復帰を試みてもよいと考えている。

文献
1) 千馬誠悦, 成田裕一郎. スポーツにおける肘関節周辺の尺骨神経障害. 日肘関節会誌 2010；17：55-7.
2) 近藤　真, 長汐　亮, 三浪三千男, ほか. 野球選手に発症した肘部管症候群. 日肘関節会誌 1999；6：59-60.
3) 青木光広, 辻　英樹, 織田　崇, ほか. 投球動作に伴う尺骨神経の伸張率と投球動作に適した尺骨神経移行術. 日肘関節会誌 2006；13：7-8.

II. 肘

肘頭骨端離開・疲労骨折に対する診断と手術法

慶應義塾大学医学部整形外科学　佐藤　和毅

Introduction

　後方型投球障害肘である肘頭骨端離開・疲労骨折は，投球動作の加速期からフォロースルー期の繰り返される肘頭およびその周辺への物理的ストレスで発症する．肘頭骨端離開と肘頭疲労骨折は同一の受傷機転で，肘頭の骨成熟の程度により発症形態が異なると考えられる．すなわち，肘頭骨端が未熟な時期（～小学高学年）では骨端離開が発生し，骨端線が閉鎖するころ（13～17歳）には骨端線閉鎖遅延，骨端線閉鎖後は疲労骨折が発症する．

　歴史的には本症は上腕三頭筋の牽引力により発症するとされていた[1,2]．実際，上腕三頭筋の牽引力が受傷機転となっている例も少なからず存在する．弓道や柔道などの選手の「引き手」側に発症する．これらの例では，骨折線は肘頭背側が開大する．しかし，肘頭骨端離開・疲労骨折は野球選手に多くみられ，受傷機転は肘関節への外反＋過伸展反復ストレス（valgus extension overload）と考えられる．Wilsonら[3]は，肘内側側副靱帯（medial collateral ligament；MCL）の機能不全があるケースでは，投球時に肘関節は急速な外反伸展をきたし，肘頭／肘頭窩の衝突（インピンジメント）が起きると指摘し，投球による肘関節後方障害をvalgus extension overload syndromeとよんだ．また，伊藤ら[4]は後方型野球肘自験例56例を考察し，肘頭骨端離開および肘頭疲労骨折の受傷機転は上腕三頭筋による牽引力ではなく，フォロースルー期の過伸展ストレスおよびcocking後期から加速期初期の外反ストレスによることが大きいと提唱した．その根拠は以下の2点である．
①定型的な肘頭骨端離開では，X線側面像で関節面側が，正面像で尺側が開大する．
②定型的な肘頭疲労骨折では，骨折線はX線正面像で近位内側から遠位外側に走り，側面像では関節面側が開大し，近位後方に向かって走る．

　すなわち，加速期からフォロースルー期に肘頭後内側が肘頭窩の内側壁にインピンジメントすることが，発症の本態と考えられる．Valgus extension overloadによる肘頭骨端離開・疲労骨折は野球のほかにハンドボール，やり投げなどの投球動作あるいは投球擬似動作を繰り返すスポーツにみられる．

術前情報

●分類

　古島ら[5]は肘頭骨端離開・疲労骨折200例を5つのタイプに分類した．年齢，発症機転を考慮した合理的な分類である 図1．

Physeal type
　骨端線の形状に沿って閉鎖不全，離開を認める．骨端線は単純X線正面像で尺骨軸に対して垂直方向に開大し，側面像では肘頭関節面側から起始して背側遠位に向かい，関節面側がより開大する．low teenagerにみられ，最も頻度の高いタイプである．

Classical type
　成人型の障害．骨折線は単純X線正面像で肘頭近位尺側から起始し遠位橈側に，側面像では肘頭関節面側から背側近位に向かう．

Transitional type
　骨折線・離開は，単純X線正面像で尺骨軸に対して垂直方向に開大し（physeal typeと同様），側面像では肘頭関節面側から背側近位に向かう（classical typeと同様）．

Sclerotic type
　単純X線像で骨折線が明らかでなく，骨硬化を呈する．診断にはMRIが有用である．

Distal type
　骨折線は単純X線正面像で滑車切痕のcortical notchから始まり遠位側に向かう．Classical typeよりも遠位に骨折線を生じる．

手術進行

肘頭骨端離開①tension band wiring
1. 皮切，展開
2. 病巣掻爬
3. wiring
4. 閉創

肘頭骨端離開②反転骨移植法
1. 皮切，展開
2. 反転骨のデザイン
3. 反転骨の採取
4. 反転移植
5. 閉創

肘頭疲労骨折①スクリュー固定
1. 皮切，展開
2. 疲労骨折部の同定・掻爬
3. DTJラージスクリューの挿入
4. 骨釘移植の追加（オプション）
5. 閉創

肘頭疲労骨折②反転骨移植法
肘頭骨端離開に対する反転骨移植法に準じる．

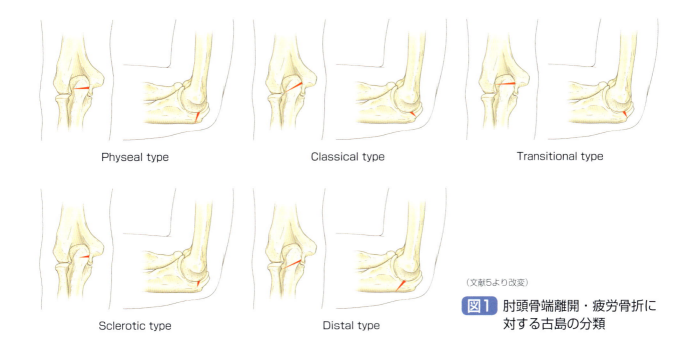

図1 肘頭骨端離開・疲労骨折に対する古島の分類
（文献5より改変）

● 診断

診察ではスポーツ歴，発症時期，疼痛を生じる肢位・動作を聴取する．通常，肘頭に圧痛を有し，肘関節可動域制限を伴う．また，ほとんどの例で肘関節最大伸展位での伸展ストレスや肘関節外反ストレスで疼痛が誘発される．伸展ストレスでは，肘頭骨端離開・疲労骨折のほか，肘頭骨棘例も疼痛が誘発される．また，外反ストレスではMCL損傷例も疼痛が誘発される．肘頭骨端離開・疲労骨折にMCL損傷を合併する例は多い．

単純X線像は患側のみならず健側も撮影する．一般に，肘頭骨端線は13～17歳で閉鎖するが，物理的ストレスが繰り返される投球側は非投球側と比較してより早い時期に閉鎖する．従って，非投球側の骨端線が開存している場合に，患側骨端線が非投球側と比較して開大していれば肘頭骨端離開と診断できる．非投球側骨端線が閉鎖している場合，患側骨端線が閉鎖していなければ骨端線閉鎖遅延と考えられる．

一方，骨端線閉鎖後は疲労骨折が発生する．疲労骨折は単純X線像で骨折線が描出されないこと，あるいは描出されていても見逃されることがしばしばある．また，骨折部周囲に骨硬化像を伴う．CTは単純X線像で不明瞭な骨折線もはっきりと描出し，MRIは単純X線像，CTで描出できない初期病変をとらえることができ有用である．

● 治療方針

肘頭骨端離開

離開が軽度であればスポーツ活動（野球であれば投球はもちろんのことバッティングなど肘に負担のかかるすべての動作）を休止する．局所症状が強い例に対しては副子固定を行う．休止期間は圧痛などの局所症状が完全消失するまでとするが，通常2～4カ月以上の期間を要する．運動休止中に再発防止を目的として，ボールリリース後の減速動作を指導する．これは，フォロースルーでの肘頭と肘頭窩のインピンジメントを軽減することを目的とする．

上記保存療法無効例や離開が高度な例に対しては手術療法を行う．離開が高度な例は，離開が肘頭背側まで進み不安定性を呈するもののほか，関節面側が大きく開大している例も含む．

手術は，離開が軽度な例（保存療法無効例など）に対しては離開部を軽く搔爬した後にtension band wiringで固定する．離開が高度な例に対しては，伊藤ら[6]が報告した反転骨移植法が有効である．

肘頭疲労骨折

　骨硬化が軽度で転位も小さければスポーツ活動を休止し，保存療法を行う方法もある。疲労骨折は骨癒合があまり良好ではないため，超音波骨折治療（low intensity pulsed ultrasound；LIPUS）の併用は骨癒合獲得の一助になる。一般に，保存療法での骨癒合には3〜4カ月を要する。また，投球再開後に再骨折する例がしばしばある。

　転位を有する例，骨硬化が高度な例，上記保存療法が無効例，また，早期復帰を望む例に対しては手術療法を行う。手術は，スクリュー固定術を第一選択としているが，骨折部の転位が3mm以上あり，骨硬化が高度な例に対して著者は肘頭骨端離開例と同様に反転骨移植法を行っている。

　また，前述のようにvalgus extension overloadはMCL損傷のリスクが高くなり，多くの場合，程度の差はあるが疲労骨折にMCL損傷を合併する。疲労骨折発症以前より投球時（加速期）の肘関節内側部痛により投球障害がある例などではMCL再建を同時に行うべきである。

● 麻酔

　全身麻酔下あるいは伝達麻酔下に，駆血帯を使用して行う。

● 手術体位

　仰臥位で肩関節屈曲90°，肘関節屈曲90°とし，胸の上方に設置した若杉氏上肢台（ミズホ社）（2台）に前腕を置いて手術操作を行う 図2 。イメージインテンシファイアのアームを水平にセットし適宜透視を行う。また，通常の手台を併せて設置することによりMCL再建など肘関節内側の操作をこの上で行うことができる。

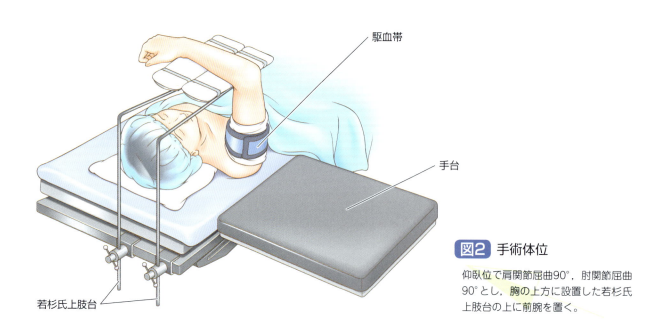

図2 手術体位

仰臥位で肩関節屈曲90°，肘関節屈曲90°とし，胸の上方に設置した若杉氏上肢台の上に前腕を置く。

肘頭骨端離開
❶離開が軽度な例ではtension band wiring固定を，離開が高度な例に対しては反転骨移植法が有効である。

肘頭疲労骨折
❶スクリュー固定が第一選択であるが，骨折部の転位が3mm以上あり，骨硬化が高度な例に対しては，反転骨移植法を行う。

手術手技

肘頭骨端離開①tension band wiring

離開が軽度の例に対して行う。

1 皮切，展開

肘頭先端の約2cm近位から尺骨稜に沿って遠位方向に約6cmの直線状切開を加える 図3 。骨膜とともに肘筋，尺側手根屈筋，上腕三頭筋の肘頭付着部を必要最小限剥離し，骨端離開部を露出する。骨端離開部は線維性に連続性を有しており，一見するとわからないので23G針を刺すか，透視で確認する。肘頭尺側に尺骨神経が存在することを意識しながら操作するが，必ずしも神経を同定・剥離する必要はない 図4 。

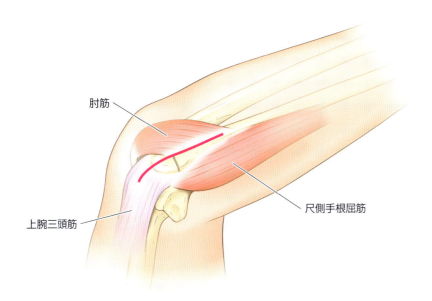

図3 皮切

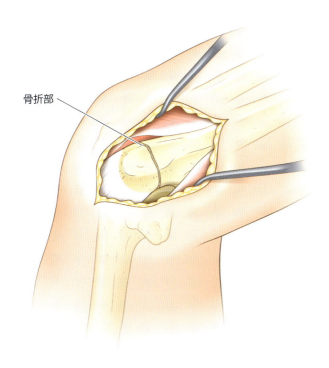

図4 展開

皮下直下に骨折部があり，皮下組織や骨膜を剥離し骨折部を展開する。

2 病巣掻爬

メス（尖刃）や極小鋭匙などで骨端離開部を掻爬する．著者はこの操作の際に透視を併用し，関節面近傍まで十分に掻爬するようにしている．一方で離開部がさらなる不安定性をきたさないように過剰な掻爬には注意が必要である．tension band wiringの適応としている軽度離開例は通常，骨移植は必要ない．

3 wiring

骨把持鉗子を使い骨端離開部を整復・圧迫し，2〜2.4mm径のKirschner鋼線（K-wire）を刺入する．この操作は透視下に行う．骨折線に対して垂直に近い方向で刺入するのが理想である．また，逸脱防止のためK-wireを尺骨骨幹部前方皮質に抜くのもよい．骨端離開部の1.5〜2.0cm遠位にドリル孔をあけて，約1.0mm径の軟鋼線を8の字に締結する 図5．

> **コツ&注意　NEXUS view**
> このtension band wiringのためのドリル孔あけと軟鋼線刺入は，K-wire刺入の前に行っておくとその後の操作がスムースである．

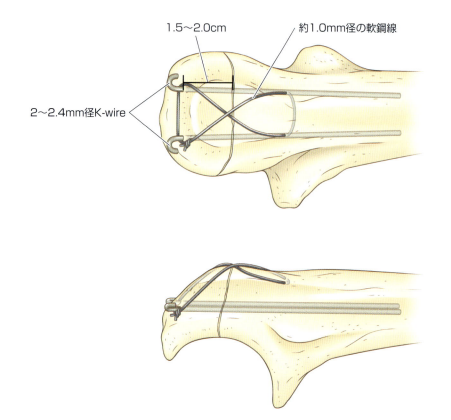

図5 tension band wiring

4 閉創

透視下にK-wire，軟鋼線の位置が適切であること，また，整復位が良好であることを確認後，創部を十分に洗浄，追層縫合する．

肘頭骨端離開②反転骨移植法

1 皮切，展開

tension band wiringと同様に，約6cmの後方切開（肘頭背側長軸切開）で肘頭を展開し，骨端離開部を23G針などで固定する。

反転骨移植と同時にMCL再建術を行う場合には，後方切開ではなく内側上顆から鉤状結節を中心とする8〜9cmの内側弓状切開とする 図6 。

> **コツ&注意 NEXUS view**
> 皮切の両端をやや後方にして肘頭を展開しやすくする。

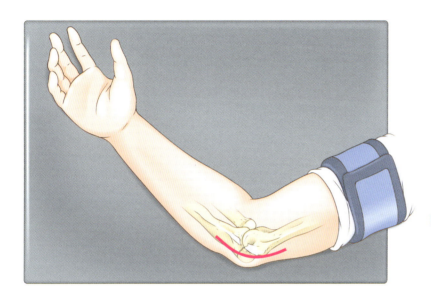

図6 皮切，展開（MCL再建術と同時に行う場合）

内側上顆から鉤状結節を中心とする8〜9cmの内側弓状切開を加える。

2 反転骨のデザイン

採取する骨の幅は，肘頭幅の1/3〜1/2（10〜12mm程度），反転した際に離開部がもともとの病巣から十分に離れるように遠位側が長くなるようにデザインする。直方体の深さは，術前に測定した肘頭背側皮質から関節面までの距離から5〜7mm引いた値で，通常は10〜12mm程度としている。

> **コツ&注意 NEXUS view**
> 背側を軽度末広がり（側面像では台形）となるようにデザインすると，採取が比較的容易になる 図7 。

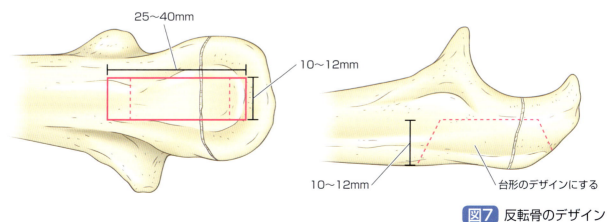

図7 反転骨のデザイン

3 反転骨の採取

1.2mm径のK-wireを使い，先に決めた深さに「ミシン目」を入れ，ノミで骨を採取する．採取後，肘頭に残存する骨端離開部を極小鋭匙やメスなどで掻爬し 図8，肘頭健常部からの海綿骨を充填する．また，採取骨の離開部にも同様の処置を行う 図9．

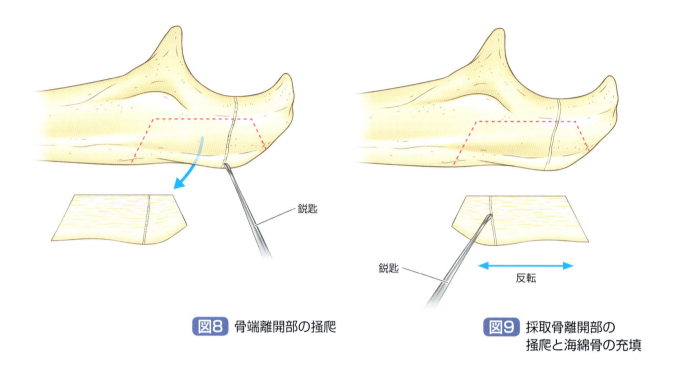

図8 骨端離開部の掻爬

図9 採取骨離開部の掻爬と海綿骨の充填

4 反転移植

採取した骨の近位・遠位を反転して移植し，1.8mm径のK-wire2本と0.8mm径前後の軟鋼線でtension band wiring固定する 図10．

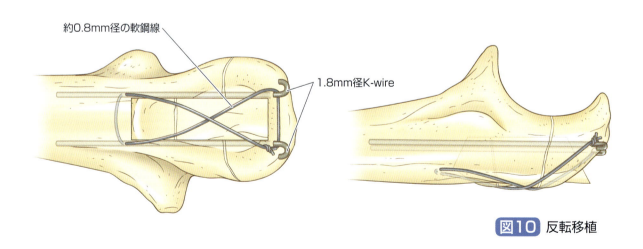

図10 反転移植

5 閉創

透視下に鋼線の位置が適切であること，また，反転骨片の安定性が良好であることを確認後，創部を洗浄し，追層縫合する．

肘頭疲労骨折①スクリュー固定

骨折線に対して可能な限り垂直になる方向にスクリュー（DTJラージスクリュー，メイラ社）を挿入する。典型的な疲労骨折（classical type）を例に説明する。

1 皮切，展開

classical typeでは，骨折線は単純X線正面像で肘頭近位尺側から遠位橈側に，側面像では肘頭関節面から近位背側に向かう。そのため，DTJラージスクリューは骨折部の遠位内側から近位外側方向に挿入するのが望ましい。皮切は後方進入でもよいが，内側進入のほうが手術操作をしやすい。ただし，この場合の皮切長は5cm程度で十分である 図11 。

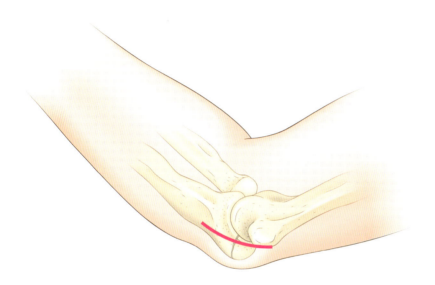

図11 皮切，展開

2 疲労骨折部の同定・掻爬

肘頭内側を骨膜下に剥離し，疲労骨折部を展開する。必ずしも尺骨神経を同定・剥離する必要はない。K-wireや極小鋭匙で疲労骨折部を掻爬し，骨把持鉗子を使い骨折部を圧着する。

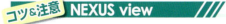

コツ&注意 NEXUS view
疲労骨折部に不安定性が増大しないように過剰な掻爬は行わない。

3 DTJラージスクリューの挿入

透視下にDTJラージスクリューのガイドワイヤーを骨折部の遠位から骨折線に垂直になるように2本挿入する 図12 。

> **コツ&注意 NEXUS view**
> 骨折が関節面側から起始することから，関節面寄りにスクリューを挿入するのが効果的である。

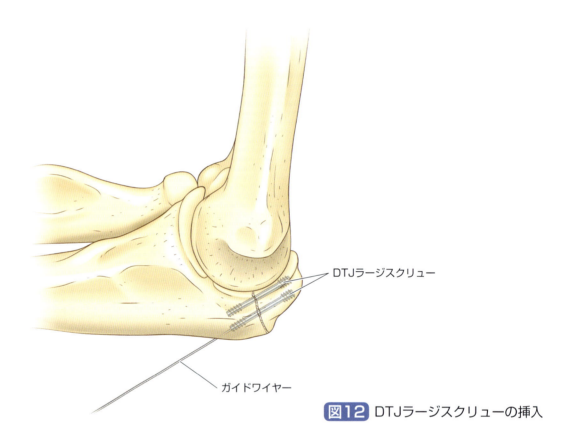

図12 DTJラージスクリューの挿入

4 骨釘移植の追加（オプション）

疲労骨折部の掻爬後，疲労骨折部の不安定性が高度な例に対して，骨片の安定性と早期の骨癒合を目指し，骨釘移植を追加することもある。先のDTJラージスクリューと干渉しない位置に3.2mm径程度の骨釘を1〜2本追加する。

> **コツ&注意 NEXUS view**
> 骨釘挿入のための骨孔を作製する際には，透視下にまず2.0〜2.5mm径のドリル刃，あるいは同程度のK-wireを挿入し，徐々に3.2mm径まで拡大するのが安全である。

肘頭背側の健常皮質を20mm程度の長さで採取し，リウエルを使いドリル刃と同じ太さの骨釘を作製し，挿入する 図13 。

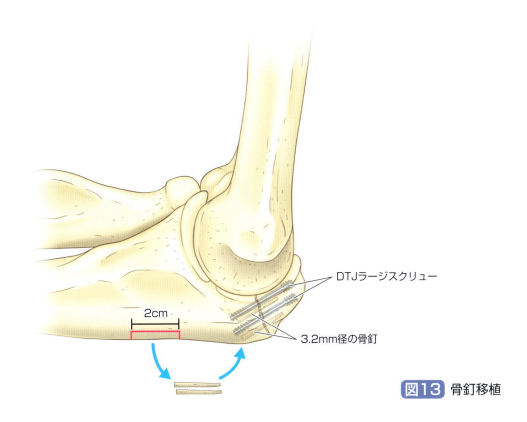

図13 骨釘移植

5 閉創

透視下にスクリューの位置が適切であること，整復位，特にjoint congruityが良好であることを確認後，創部を洗浄し，追層縫合する。

肘頭疲労骨折②反転骨移植法

肘頭骨端離開に対する反転骨移植法に準じる。

後療法

局所安静，腫脹予防を目的に肘上シーネ固定を1週間程度行う。その後，肘関節自動運動を開始する。

単純X線像，CTで骨癒合を確認した後に，シャドーピッチング，ネットスローを行い徐々に投球強度を上げていく。通常，競技復帰には4～6カ月を要する。

症例提示 図14

・主訴

右肘関節痛（投球時），関節可動域制限。

・現病歴

中学1年生，シニアリーグに所属，投手/ファーストで4番打者。右投げ右打ち。野球は6歳時から。受診3カ月前に投球時，特にボールリリース後に肘関節後方の疼痛が生じ，投球不能となった。他院で肘頭骨端離開の診断で投球禁止を指導された。2カ月後，投球を許可され練習に復帰したところ，再び症状が再燃した。紹介で当院を受診した。

・現症

右肘関節可動域は伸展−28°，屈曲124°（健側は伸展0°，屈曲138°）最大伸展で肘頭に疼痛を訴えた。

・後療法

術後1週間のシーネ固定後に可動域訓練を開始した。術後3.5カ月のCTで癒合を確認し，シャドーピッチングを開始した。その際に，ボールリリース後の減速動作を意識するよう指導した。術後1年2カ月の現在，投手，4番打者として活躍している。

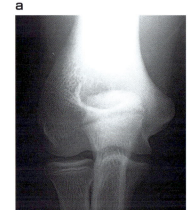
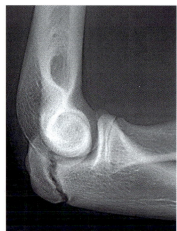
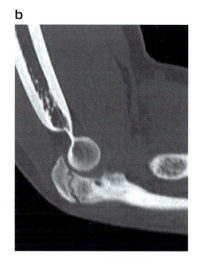

図14 症例提示
a：初診時単純X線正・側面像
b：術前CT

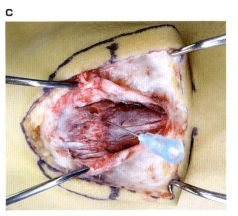
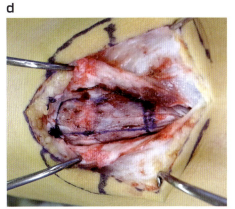
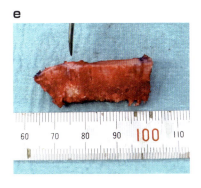
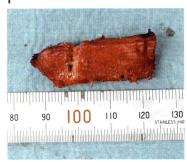
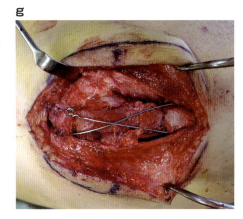
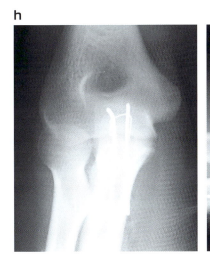
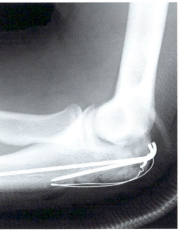

図14 症例提示（つづき）

c：離開部に23G針を刺入して確認
d：骨採取のデザイン
e：採取骨。幅1.1cm，長さ3cm，深さ1.2cmの骨片を採取した（エレバトリウムの先が離開部）
f：採取骨離開部の掻爬
g：反転移植し，tension band wiring固定した
h：術後単純X線正・側面像

文献

1) Slocum DB. Classification of elbow injuries from baseball pitching. Tex Med 1968；64：48-53.
2) King, JW, Brelsford HJ, Tullos HS. Analysis of the pitching arm of the professional baseball pitcher. Clin Orthop Relat Res 1969；67：116-23.
3) Wilson FD, Andrews JR, Blackburn TA, et al. Valgus extension overload in the pitching elbow. Am J Sports Med 1983；11：83-8.
4) 伊藤恵康，辻野昭人，鵜飼康二，ほか．スポーツ障害としての肘頭骨端離開・疲労骨折の病態．日肘関節会誌 2004；11：45-6.
5) 古嶋弘三，伊藤恵康．肘頭疲労骨折および肘周辺疲労骨折について．臨スポーツ医 2009；26：507-15.
6) 伊藤恵康著．肘頭骨端離開・疲労骨折．肘関節外科の実際 私のアプローチ．東京：南江堂；2011. p243-50.

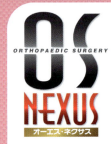

II. 肘
肘内側側副靱帯再建術

横浜南共済病院スポーツ整形外科 山崎 哲也

Introduction

肘内側側副靱帯（medial collateral ligament；MCL）損傷には，捻挫や脱臼などの急性外傷により生じるものと，慢性障害としてのものがある．特に後者は，野球などの投球動作の繰り返しにより生じ，スポーツ障害として発生頻度が高いため本項で言及する．

保存療法に抵抗を示すMCL損傷に対する手術法には，損傷靱帯を再縫着あるいは修復する方法も報告されているが，一般的には靱帯再建術で，Jobeら[1]による靱帯再建術，いわゆる"Tommy John法"がよく知られており，再建材料としては，長掌筋腱を移植腱とする場合が多い．再建ルートは各種報告されており，figure-eight法[1]，二束再建であるdocking法[2]，一束再建であるsingle-strand法[3,4]などがあり，また移植腱の固定法・材料にも各種バリエーションがあるのが現状である．

ここでは，現在著者らが行っている術式，すなわち二重の長掌筋腱を使用し，靱帯付着部を指標に骨孔を作製した一束再建ルートで，軟部組織用interference screwであるTenodesis Screw™（Td Screw，Arthrex社）で移植腱を固定する方法[5]を紹介する 。

術前情報

●術前評価および手術適応

MCL損傷に対する手術適応は，投球時に靱帯由来の頑固な疼痛を有し，一定期間（約3カ月）の保存療法にてもパフォーマンスの低下，あるいはスローイングの再開が不能なものとしている．当然のことながら，靱帯の局所的圧痛および各種ストレステスト（milking test，moving valgus stress testなど）での再現痛，各種画像診断での骨靱帯複合体の破綻の証明，超音波検査での外反動揺性（患健差2mm以上[6]）など，靱帯損傷および靱帯機能不全が立証されていることが前提となる．

●麻酔および手術体位

全身麻酔下仰臥位とし，手腕台および空気止血帯を使用する．肘頭および肘頭窩に症候性の骨棘や遊離体が存在する場合は，靱帯再建術に先立って腹臥位で関節鏡による後方関節腔の処置を行う．

手術進行

1. 移植腱採取・加工
2. 皮切およびMCLの展開
3. 尺骨側の骨孔の作製と移植腱の誘導
4. 尺骨側の移植腱固定
5. 上腕骨側の骨孔作製と移植腱の誘導
6. 上腕骨側の移植腱固定
7. 移植腱を遺残靱帯で被覆
8. 閉創
9. 後療法

肘内側側副靱帯再建術

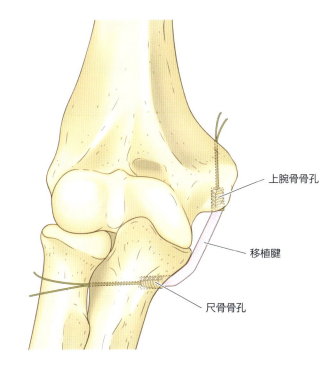

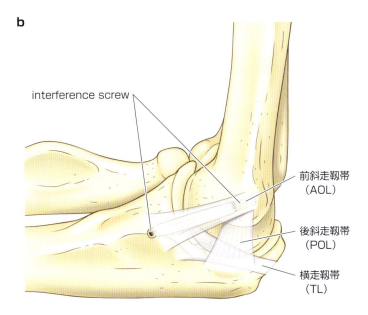

図1 肘MCL再建術のシェーマ

二重の長掌筋腱を使用し，靱帯付着部を指標に骨孔を作製した一束再建ルート（a）で，軟部組織用interference screwで固定を行う（b）。

❶ MCL付着部の内上顆下端や尺骨鉤状結節の骨形状などを，ヘリカルCTによる三次元画像（3D-CT）にて把握し，移植腱を通す骨孔作製の位置，方向を決める骨指標とする。
❷ 合併した他の病変，すなわち肘頭先端および肘頭窩の骨棘障害である後内側インピンジメントや肘頭疲労骨折などに対する追加処置の必要性を十分評価し，手術プランニングを考慮する。

119

手術手技

1 移植腱採取・加工

　移植腱としては原則として同側の長掌筋腱を用いるが，術前の触診にて長掌筋腱が欠損あるいは細いため再建材料として不適切と判断した場合には，同側下肢の薄筋腱を採取する。

> **コツ&注意　NEXUS view**
>
> **移植腱採取時のコツ**
> 　近位手掌皮線を約1cm横切開し，長掌筋腱を単鈍鉤・エレバトリウムにて拾い上げ図2a，近位方向に形成剪刀にて剥離を行う。その後，腱に緊張を加え，約15cm近位の皮下に腱を触知する部位に約1cmの横切開を加え，腱を遠位方向に剥離後図2b，腱切離を行い遠位皮切部より引き抜く図2c。

　採取した長掌筋腱を二重折りとし，ループ側を尺骨側とする。尺骨側骨孔内への腱挿入の深さ（10mm）をマーキングし，移植腱のねじれを防止するため，その部分から断端までを2号縫合糸にてベースボール縫合する図2d。

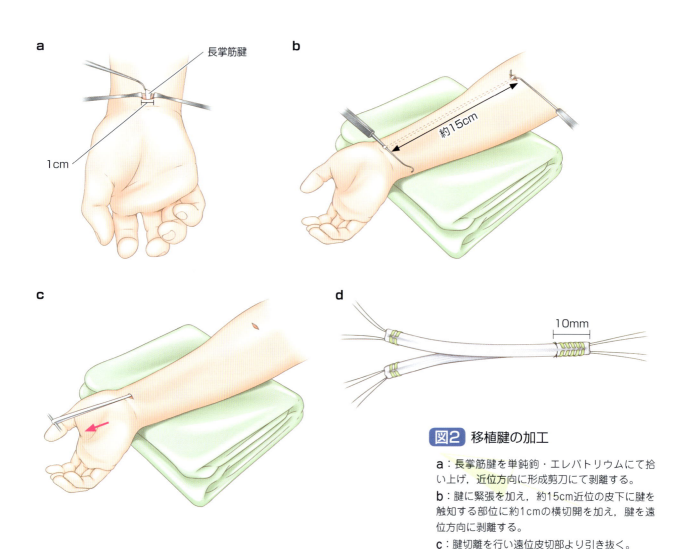

図2　移植腱の加工
a：長掌筋腱を単鈍鉤・エレバトリウムにて拾い上げ，近位方向に形成剪刀にて剥離する。
b：腱に緊張を加え，約15cm近位の皮下に腱を触知する部位に約1cmの横切開を加え，腱を遠位方向に剥離する。
c：腱切離を行い遠位皮切部より引き抜く。
d：長掌筋腱を二重折りとし片側端に10mmほどベースボール縫合を加える。

2 皮切およびMCLの展開

皮切は，上腕骨内側上顆を中心とした緩やかなV字状切開とし 図3a，皮下の展開に際しては前腕内側皮神経を損傷しないように注意深く行う 図3b，図3c。

> **コツ&注意 NEXUS view**
> **前腕内側皮神経を損傷回避のコツ**
> 前腕内側皮神経神経は，皮下脂肪下の内上顆から前腕屈筋群筋膜上に存在するため，皮下組織を鈍的に剥離・展開する 図3b，図3c。

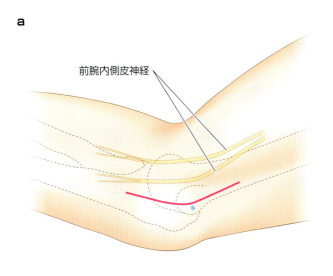

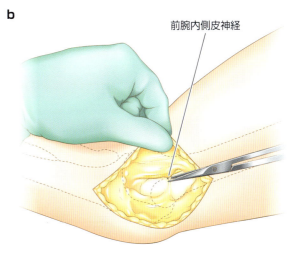

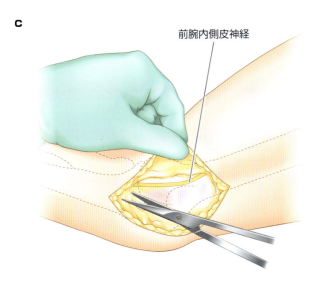

図3 MCLの展開
a：皮切
b，c：皮下の展開。

上腕骨内側上顆後方にて尺骨神経を同定後，上腕三頭筋膜（深筋膜）を切離し，神経を後方へ引き内側上顆後面を展開する 図3d 。MCLの展開は，尺側手根屈筋上腕頭の後縁より約1cm前方部で，回内屈筋群の筋膜を内上顆より線維方向に切離後，筋腹を鈍的に分けるmuscle-splittingアプローチ[7]にて行う 図3e 。特にMCLの前斜走線維（anterior oblique ligament；AOL）を，内側上顆付着部から遠位の尺骨鉤状結節付着部まで露出させる 図3f 。遺残靱帯の中央部で線維方向に切開を加え，靱帯の厚みや性状を評価後，観音開きとし 図3g ，上腕骨側の小骨片や靱帯の断裂・瘢痕化した部分は可及的に切除する。

> **コツ&注意　NEXUS view**
> AOLを容易に展開するためには，回内屈筋群筋膜の切離を，内上顆矢状面の7～8時（右肘時計表示）に相当する位置から，尺骨鉤状結節を筋膜上より触知し，その直上へと向かう方向に行う 図3e 。

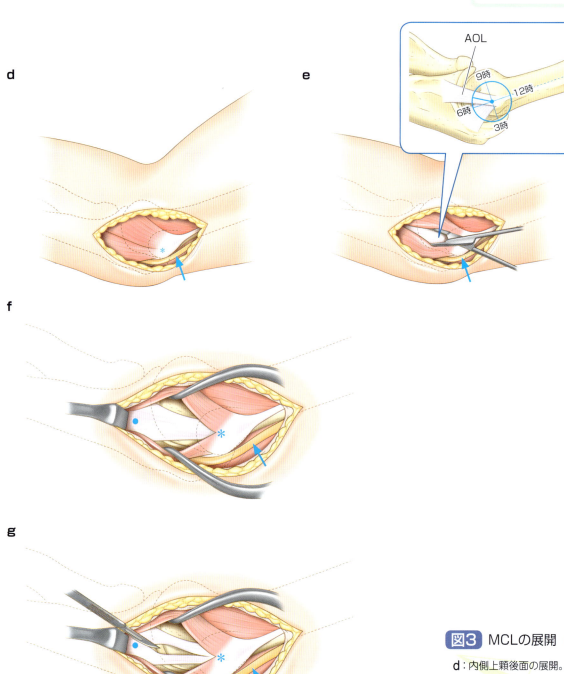

図3 MCLの展開（つづき）

d：内側上顆後面の展開。
e：回内屈筋群の筋膜を鈍的に分ける muscle-splittingアプローチ。
f：MCL全長を露出。
g：遺残靱帯の中央部に切開を加え，観音開きとする。

→：尺骨神経，＊：上腕骨内上顆，●：尺骨鉤状結節

3 尺骨側の骨孔の作製と移植腱の誘導

靱帯付着部中央部である尺骨鉤状結節頂点に，1.6mm径ガイドピンを刺入し 図4a，ドリルガイドを用い中空ドリルにて深さ10〜15mmほどの骨孔を作製する 図4b。中空ドリルの直径はTd screwのサイジングブロックを用いて移植腱の太さを計測し，その＋0.5mm径とする（通常は4.5mm径のドリルを使用）。スクリュー挿入時の移植腱の回転を防止するため，エアトームスチールバーやキュレットを使用し，骨孔をドーム状に形成する 図4c。ガイドピンの穴に移植腱の縫合糸を通し，移植腱を尺骨側の骨孔内へ挿入する（10〜15mmほど）。

> **コツ&注意 NEXUS view**
>
> 尺骨骨孔作製の際，ガイドピンを尺骨軸に垂直に刺入すると，骨孔出口での移植腱の摩耗が危惧される。そのためガイドピンをやや遠位方向へ向け，再建ルートの鋭的な屈曲を避けることが望ましい。

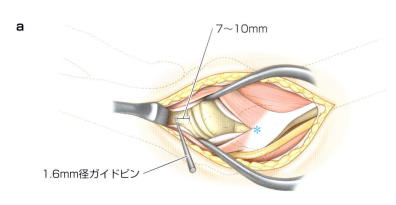

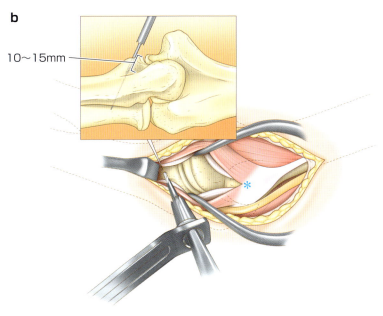

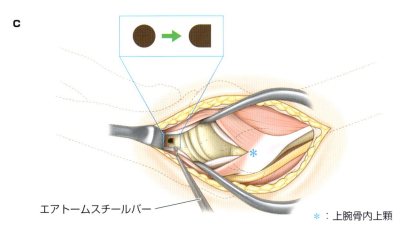

図4 尺骨側の骨孔の作製

a：鉤状結節頂点に1.6mm径ガイドピンを刺入する。
b：中空ドリルにて深さ10〜15mmほどの骨孔を作製する。
c：骨孔をドーム状に形成する。

＊：上腕骨内上顆

4 尺骨側の移植腱固定

　移植腱をドーム状骨孔底部に押し当てて緊張させ，Td screwにて圧迫固定する。その際，橈側に引き抜いた誘導糸を助手に牽引させ，移植腱の回転や後退を避ける。

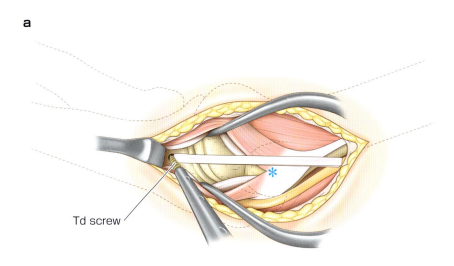

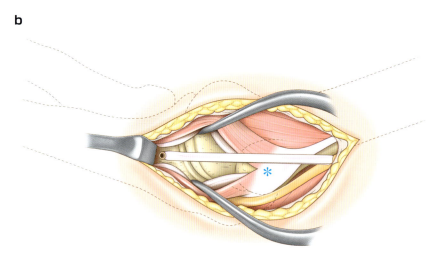

＊：上腕骨内上顆

図5 尺骨側の移植腱固定
a：Td screw圧迫固定。
b：意図した配置にて移植腱の固定を完了する。

5 上腕骨側の骨孔作製と移植腱の誘導

　靱帯付着部の中央，すなわち深さが内側上顆の中央で下端の前方7〜8時の位置に，1.6mm径ガイドピンを刺入する 図6a 。移植腱の太さの＋0.5mm径の中空ドリルを用いて骨孔を作製する（通常は4.5mm径のドリルを使用）。上腕骨側は骨孔を後方へ貫通させるため，ドリルによる尺骨神経損傷に十分注意する 図6b 。スクリュー挿入時の移植腱の回転を防止するため，エアトームスチールバーや鋭匙を使用し，尺骨側の骨孔と同様にドーム状に形成する 図6c 。

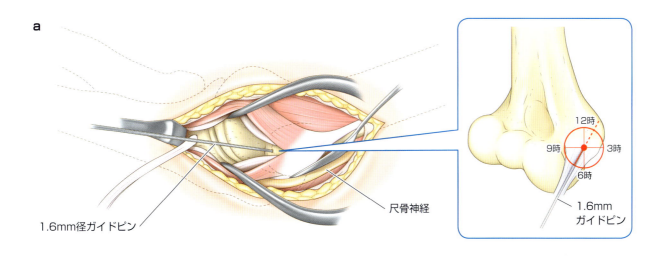

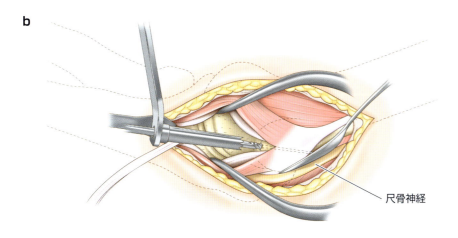

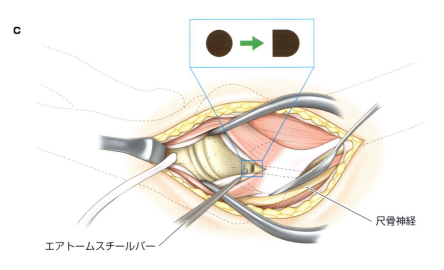

図6 上腕骨側の骨孔作製と移植腱の誘導

a：上腕骨の靱帯付着部中央にガイドピンを刺入する。
b：尺骨神経を保護し中空ドリルにて骨孔を作製する。
c：骨孔をドーム状に形成する。

移植腱の上腕骨側骨孔遠位出口に相当する部位にマーキングし，その部分から近位側へ10～15mmほどベースボール縫合を行う（余分な近位部の腱は適宜切除する）。その後ステンレスワイヤーを用い，移植腱を上腕骨側の骨孔内に誘導する 図6d ～ 図6f。

> **コツ&注意 NEXUS view**
> 内側上顆下端が骨棘の形成などにより突出している場合，エアトームスチールバーや鋭匙などにて平面化するとガイドピンが刺入しやすい。また靱帯内に存在する小骨片（ossicle）は可能な限り摘出する。

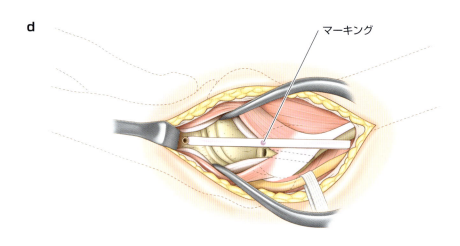

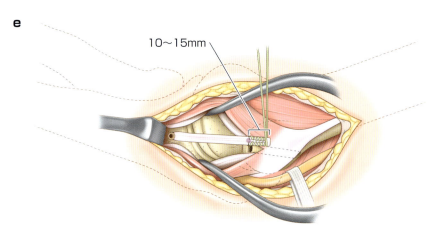

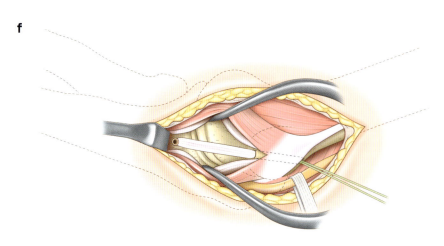

図6 上腕骨側の骨孔作製と移植腱の誘導（つづき）

d：移植腱の上腕骨側骨孔遠位出口に相当する部位にマーキングを行う。
e：マーキング部分から近位側へ10～15mmほどベースボール縫合を追加する。
f：骨孔内へ移植腱を誘導する。

6 上腕骨側の移植腱固定

　移植腱の固定に先立ち，肘を最大伸展および屈曲させ，再建靱帯の等尺性（isometricity）を評価し，また骨棘などとのインピンジメントがないか確認する．その後，移植腱をドーム状骨孔の底部に押し当て，Td screwにて固定する 図7 ．固定の際は，肘屈曲約60°とし，移植腱にはmanual maxで張力を加える．

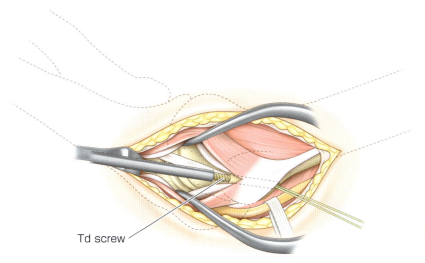

図7 上腕骨側の移植腱固定①
Td screw圧迫固定．

7 移植腱を遺残靱帯で被覆

　遺残靱帯にて移植腱を可及的に被覆・補強する 図8 ．

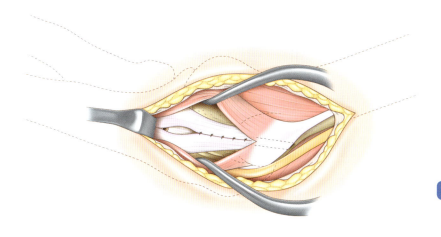

図8 上腕骨側の移植腱固定②
遺残靱帯にて移植腱を可及的に被覆する．

8 閉創

　線維方向へ切離した回内屈筋群の筋膜を縫合し，移植腱の余った部分や縫合糸を切除し閉創する．

9 後療法

　術後は肘関節60°屈曲位にてギプス固定を4週間行う。術翌日より手指の屈伸運動や，前腕・上腕部筋の等尺性運動を許可する。4週間の固定後，肘関節自動運動，手関節および肘関節屈筋力の筋力強化訓練を開始する。適宜手関節の背屈および肘関節の伸展筋力強化を開始し，術後8週以降は肘内旋抵抗運動も開始する。術後3カ月以降，ベンチプレスを用いての上肢筋力訓練は許可するが，術後4カ月までは肘関節を外反ストレスから厳重に保護する。術後4カ月以降テニスボールの投球を許可し，疼痛がなければ硬式ボールによるスローイングプログラムを開始する。症例にもよるが術後6カ月以降全力投球を許可する。

症例提示　図9

　20歳，大学野球投手。

主訴：投球時，コッキング後期から加速期での右肘内側部痛。

現病歴：受診7カ月前より右肘の投球時痛が出現。徐々に疼痛が増強し投球能力の著しい低下を認めたため当科を受診した。肘MCL上腕骨側に圧痛を認め，伸展および外反強制にて再現痛あり。Milking test，moving valgus stress testなどはすべて強陽性だった。MRI T2*強調像で，肘MCLは高輝度像を呈し膨化しており，超音波検査での90°屈曲位での前腕自重による外反動揺性の患健差は2.8mmであった。

後療法：術後4カ月以降スローイングプログラム開始，術後8カ月にてブルペンでのピッチングを行い，術後11カ月にて試合に投手として復帰した。術後1年でのMRIでは，MCLが低輝度像として良好に描出され，超音波検査での外反動揺性の患健差は0.4mmと減少していた。

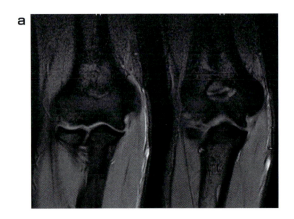

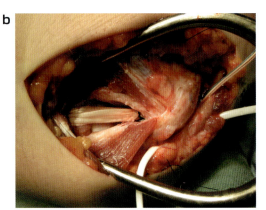

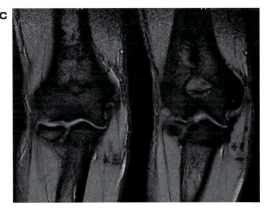

図9 症例提示
20歳，大学野球投手
a：術前MRI
b：長掌筋腱にてMCLを再建
c：術後MRI

文献
1) Jobe FW, Stark H, Lombardo SJ. Reconstruction of the ulnar collateral ligament in athletes. J Bone Joint Surg Am 1986；68：1158-63.
2) Rohrbough JT, Altchek DW, Hyman J, et al. Medial collateral ligament reconstruction of the elbow using the docking technique. Am J Sports Med 2002；30：541-8.
3) Armstrong AD, Dunning CE, Faber KJ, et al. Single strand ligament reconstruction of the medial collateral ligament restores valgus elbow stability. J Shoulder Elbow Surg 2002；11：65-71.
4) 山崎哲也, 内田繕博. 投球障害としての肘内側側副靱帯損傷に対する靱帯再建術. 日肘関節会誌 2007；14：44-7.
5) 山崎哲也. 私の内側側副靱帯再建－適応と再建法－. 肘実践講座 よくわかる野球肘 肘の内側部障害－病態と対応－. 山崎哲也, 柏口新二, 能勢康史編. 第1版. 東京：全日本病院出版会；2016. p241-7.
6) 伊藤恵康, 鵜飼康二, 綾部敬生, ほか. スポーツ障害としての肘関節尺側側副靱帯損傷－10年間163例の治療経験. 日整外スポーツ医会誌 2002；22：210-6.
7) Smith GR, Altchek DW, Pagnani MJ, et al. A muscle-splitting approach to the ulnar collateral ligament of the elbow. Neuroanatomy and operative technique. Am J Sports Med 1996；24：575-80.

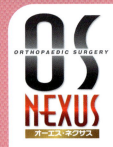

II. 肘

肘離断性骨軟骨炎に対する膝骨軟骨柱移植術

山形大学医学部整形外科学　丸山　真博
泉整形外科病院　高原　政利

Introduction

　上腕骨小頭離断性骨軟骨炎（osteochondritis dissecans；OCD）は，10〜12歳の成長期の野球選手に多くみられ，骨化未成熟な上腕骨小頭に好発し，関節面の一部が離断して小さな骨軟骨片（まれに軟骨片）となり，遊離体に至る病期が進行する疾患である。

　単純X線やCT，MRIなどの画像診断により病巣の部位，大きさ，および安定性を評価し，安定した病巣の場合には保存療法を，不安定の場合には手術療法を選択する[1]。

　骨軟骨柱移植術の成績は良好[2]であるが，その適応や手技に精通する必要がある。本項では本術式について解説する。

術前情報

●適応と禁忌

　本術式の適応は術前の画像診断を参考にするが，最終的には術中（関節鏡視下）に部位や大きさ，OCDの不安定性について分類したInternational Cartilage Repair Society（ICRS）OCD分類[3] 表1 に基づき決定している。ICRS OCD分類GradeIII・IVで，病巣の長径が15mm以上または外側壁まで及ぶ場合は本術式の絶対適応である。長径が12〜14mmの場合は，年齢や競技レベル，時期，および選手の希望を把握し，本人や保護者，指導者とよく相談して決定する。長径が12mm未満の場合は病巣掻爬および遊離体摘出のみで十分である。

●麻酔

　全身麻酔下で行う。

●手術体位

　仰臥位で行う。上腕および骨軟骨柱採取側の大腿部に駆血帯を装着する。

手術進行

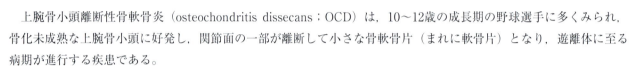

1. 関節鏡視下操作
2. 皮切，展開
3. 再建計画
4. 骨軟骨柱の採取
5. 骨軟骨柱の移植
6. 閉創
7. 後療法

Grade	
I	stable lesion with a continuous but softened area covered by intact cartilage. 正常軟骨に覆われた柔らかい部分があるが，連続性で安定した病変
II	lesions with partial discontinuity that are stable when probed. 部分的に不連続があるが，プロービングでは安定した病変
III	lesions with a complete discontinuity that are not yet dislocated ("dead *in situ*") 完全に不連続だが，まだ転位していない病変
IV	empty defects as well as defects with a dislocated fragment or a loose fragment within the bed. 転位した骨軟骨片や遊離体がある骨軟骨欠損

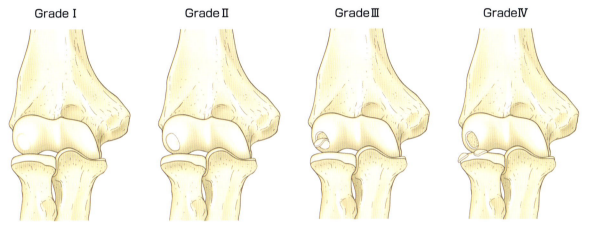

表1 ICRS OCD分類

❶術中に病巣の大きさ，部位，不安定性を評価し，最終的な術式を決定する。
❷すべてを再建する必要はなく，大きな欠損関節面を小さくすれば十分である。

手術手技

1 関節鏡視下操作

　関節鏡視下操作はp.160「肘スポーツ障害に対する鏡視下手術」で解説があるため，本項では簡単に述べる。仰臥位にて，肘を挙上位として，前腕を顔面上の台に置いた状態で手術を行う。肩の下に枕や砂嚢を置くと上肢が安定しやすい 図1 。また，著者らは骨軟骨柱を患側と同側の膝関節から採取していることから，骨軟骨柱を採取するに当たり大腿部に駆血帯を装着し，殿部の下に枕を入れている。近位内側ポータルから鏡視を開始する。必要に応じて近位外側，後方，後外側，およびsoft spotにポータルを作製する。遊離体は確認すると同時に摘出する。OCDは部位や大きさ，不安定性の程度（ICRS OCD分類）を評価する。なお，術前画像診断で骨軟骨柱移植術の絶対適応であり，関節内に遊離体がない場合には，関節鏡視下手術を省略する。

> **コツ&注意　NEXUS view**
>
> 　ICRS OCD分類GradeⅡとGradeⅢの鑑別の際には，軟骨が健常であってもその底辺に不安定性がないかをプロービングで注意深く確かめる必要がある。GradeⅢをGradeⅡと過小評価すると，術式選択を誤り不良な結果を招くことになる[4]。また，病巣が外側壁にまで及ぶ場合には外側壁の不安定性の程度も確認する。

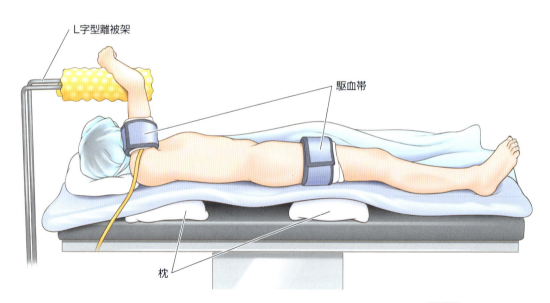

図1　関節鏡視下手術時の体位

2 皮切，展開

　肩の下に置いた枕をはずし，手台の上に移動させて行う．駆血帯を使用し，肘関節深屈曲位とする．小頭直上を斜めに通り，肘筋に平行な皮切を加える 図2a 。尺側手根伸筋と肘筋の間か，肘筋内の外側を分けて関節包に達し，病巣の直上で関節包を切開する 図2b 。滑膜を切除し，開創器を用いると視野を獲得しやすい．

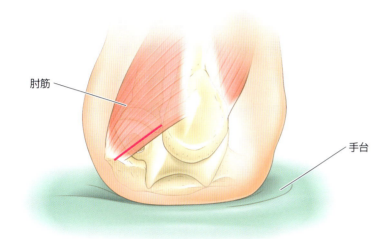

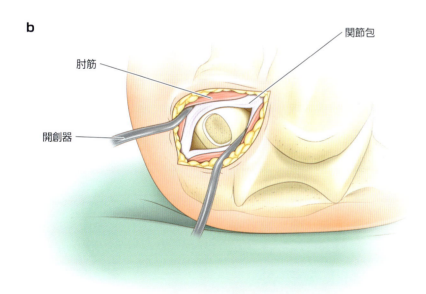

図2 皮切，展開

3 再建計画

　病巣の不安定な骨軟骨片を切除し，欠損関節面の大きさを実測する．すべての欠損関節面を再建する必要はなく，大きな欠損関節面を小さくすれば十分であり，未再建部分の関節面が1.13cm^2（直径12mmの円の表面積に相当）未満となるように，移植する骨軟骨柱の位置と大きさを計画する 図3a 。著者らは骨軟骨柱の採取にはOsteochondral Autograft Transfer System（OATS®，Arthrex社）を使用している．6〜8mm大の骨軟骨柱を選択し，欠損関節面の上方外側を第一に再建する．次に後内側を再建する．必要であればさらに1本追加する．この計画を基に骨軟骨柱を採取する．一方，外側壁を含む場合，外側壁を切除すると腕頭関節の適合性が不良となり，橈骨頭肥大が進行するため[5]，外側壁を含む骨軟骨片は切除せず，骨軟骨柱を隣接するよう移植する 図3b 。外側壁の不安定性が残存している場合には，さらに肘頭背側から採取した骨釘や吸収ピンで外側骨軟骨片を固定し温存する．

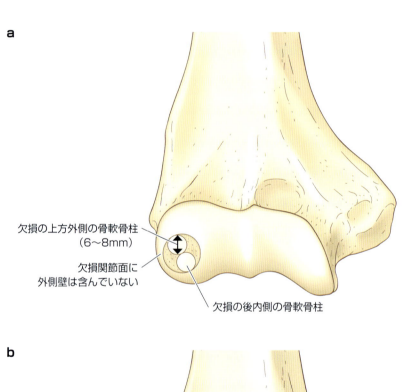

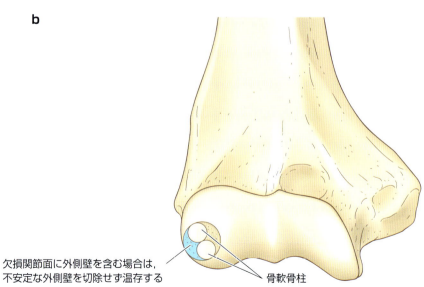

図3 再建計画

4 骨軟骨柱の採取

　著者らは患側と同側の大腿骨外顆非荷重部から採取している。駆血帯を使用し，膝関節伸展位で大腿骨外顆非荷重部の外側縁から1横指近位の直上に2～3cmの縦皮切を加え，外顆関節面に達する 図4a 。外側縁から約5mm内側の関節面の位置に，計画した大きさの円筒ノミ［チューブハーベスター（ドナー用），Arthrex社］を垂直に立て，骨軟骨柱を12～15mm長で採取する。2本目の骨軟骨柱を採取する場合には1つ目の採取孔から4mm近位より採取する 図4b 。

> **トラブル** **NEXUS view**
> 　術前の膝関節単純X線側面像で大腿骨遠位骨端線の閉鎖の有無を確認し，開存例では骨端線を損傷しないよう関節面から骨端線までの距離を測定し，安全な距離を目安に骨軟骨柱を採取する。

> **コツ&注意** **NEXUS view**
> 　採取した骨軟骨柱の高さが均一ではなく，斜めのことがある。このため，全周性に採取した骨軟骨柱を確認し，高低の位置を円筒ノミに印を付けておく 図4c 。

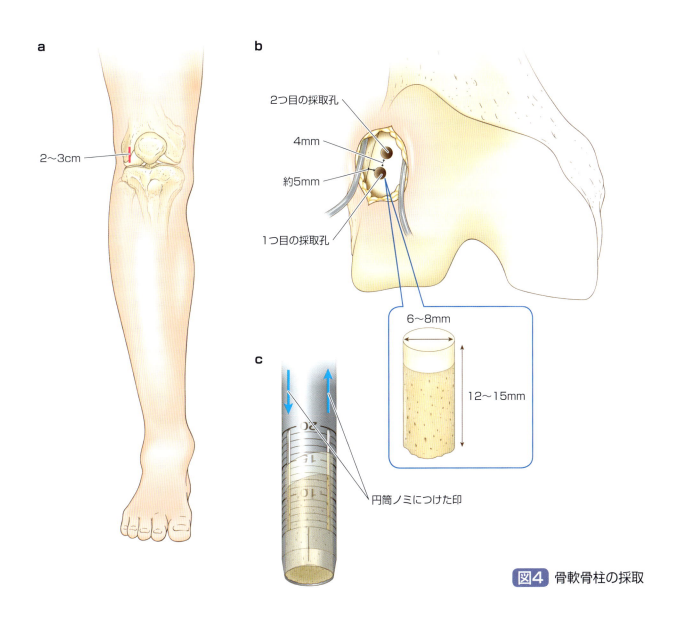

図4 骨軟骨柱の採取

5 骨軟骨柱の移植

　計画した位置に骨孔を作製する円筒ノミ［チューブハーベスター（レシピエント用）］を垂直に立てる。骨孔は移植する骨軟骨柱の長さよりも1mm浅くする。大腿骨より採取した骨軟骨柱の高低を確認し，本来の小頭関節面となるよう移植する方向を決めて骨軟骨柱を関節面に垂直にpress fitで移植し，本来の関節面と同等または約1mm沈下させて再建する 図5 。2本以上骨軟骨柱を移植する場合は1本目と1mm離して同様に移植する。移植後，肘を屈伸させ関節適合性を観察する。小頭の骨孔作製時に採取した骨は膝関節の骨孔に打ち込み，出血防止としている。

> **コツ&注意　NEXUS view**
> 骨軟骨柱の挿入時，打ち込み器を骨軟骨柱の中心にしたまま打ち込むと関節面よりも沈み込んでしまうことがある。このため，最後に打ち込み器を健常部にずらし，沈み込みを防止する 図6 。

> **コツ&注意　NEXUS view**
> 移植軟骨表面は削らないようにする。軟骨面の不適合が著しい場合には専用のねじ切りを移植片の中心に挿入し，移植片を抜去後，再度回旋させて再移植を行う。それでも関節面不適合が2mm以上残る場合には，移植片の関節面辺縁を削ることで調整する。

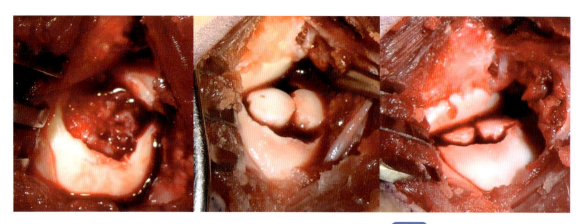

図5 骨軟骨柱の移植
12×15mm大の欠損関節面に対し，6mm径の骨軟骨柱を2本移植した。

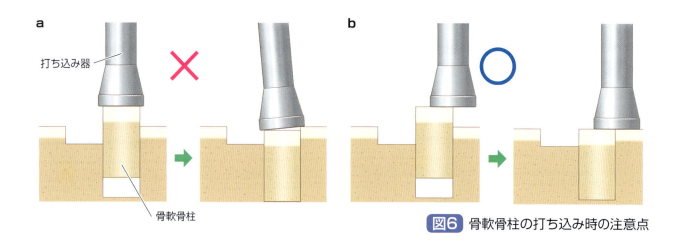

図6 骨軟骨柱の打ち込み時の注意点

> **トラブル　NEXUS view**
>
> 小頭骨端線開存例では骨端線を損傷しないよう，術前単純X線像やCTにて測定した安全な距離を目安に骨孔を作製する 図7。

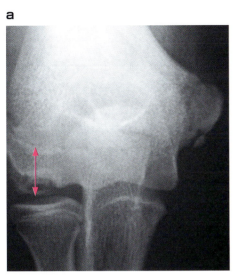
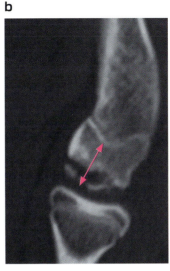

図7 小頭骨端線開存例での術前画像検査
a：肘関節単純X線45°屈曲位正面像
b：CT矢状断像
小頭骨端線と小頭関節面の距離（矢印）を測定する。

6 閉創

　肘関節および膝関節ともに，①関節包，②筋膜，③皮膚の順で縫合する。閉創後，肘関節90°屈曲位，前腕中間位で手から上腕までギプス固定する。膝は関節包，筋膜，皮膚をそれぞれ縫合し，圧迫包帯とする。

7 後療法

　術後2週間のギプス固定後に自動可動域訓練を開始する。また，肩甲上腕関節をはじめ，体幹や股関節など全身の柔軟性を評価・改善する。術後2カ月よりシャドーピッチングを許可し，術後3カ月から投球を開始し，術後6カ月より全力投球を許可する。採取した膝関節は，術翌日より全荷重で歩行を許可し，1週間は痛みが出ないように屈曲を避けるように指示する。術後1カ月後からランニングを許可する。

文献

1) Takahara M, Mura N, Sasaki J, et al. Classification, treatment, and outcome of osteochondritis dissecans of the humeral capitellum. J Bone Joint Surg Am 2007；89：1205-14.
2) Maruyama M, Takahara M, Harada M, et al. Outcomes of an open autologous osteochondral plug graft for capitellar osteochondritis dissecans：time to return to sports. Am J Sports Med 2014；42：2122-7.
3) Brittberg M, Winalski CS. Evaluation of cartilage injuries and repair. J Bone Joint Surg Am 2003；85 Suppl 2：58-69.
4) Maruyama M, Harada M, Satake H, et al. Bone-peg grafting for osteochondritis dissecans of the humeral capitellum. J Orthop Surg（Hong Kong）2016；24：51-6.
5) 丸山真博, 高原政利, 原田幹生, ほか. 上腕骨小頭離断性骨軟骨炎に対する骨軟骨柱移植術の治療成績. 日肘関節会誌 2012；19：91-7.

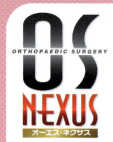

II. 肘

肘離断性骨軟骨炎に対する肋骨肋軟骨柱移植術

大阪大学大学院医学系研究科器官制御外科学　田中　啓之
JCHO大阪病院救急部/スポーツ医学科　島田　幸造

Introduction

　肘離断性骨軟骨炎（osteochondritis dissecans；OCD）は，思春期の肘スポーツ障害の代表疾患であり，特に野球選手，体操選手に多く発生することが知られている。繰り返しの投球動作や上肢への荷重により肘関節に外反強制力が加わり，腕橈関節部に圧迫力が加わることが主な病態と考えられている。

　肘OCDの診断には単純X線像，特に肘関節屈曲位45°正面像（tangential view）が有用である。その他に，病巣の部位・サイズ，安定性を把握するためにCTやMRI撮影を行う。

　治療の基本は保存療法であるが，保存療法に抵抗性を示す例や，すでに病変が進行して遊離体となっている場合には，手術療法が選択されることとなる。病巣部の重症度を示すInternational Cartilage Repair Society（ICRS）OCD分類[1]によって術式が選択されることが多い[2]。病巣部に不安定性を認めないICRS OCD分類GradeⅠ・Ⅱに対しては，骨軟骨片固定術[3]などが選択される。病巣部は不安定だが転位のない，いわゆる"dead in situ"の状態であるICRS OCD分類GradeⅢや，骨軟骨片が剥脱した状態であるICRS OCD分類GradeⅣで，比較的病巣部の範囲が小さい場合には関節鏡視下デブリドマン，ドリリングで良好な成績が得られる[4]。一方で，ICRS OCD分類GradeⅢ・Ⅳで病巣部のサイズが大きい場合や，特に上腕骨小頭外側壁まで病巣部が及ぶ場合には，関節面の再建が必要となってくる。

　本項で述べる肋骨肋軟骨柱移植術は，病巣部のサイズが大きく，上腕骨小頭外側壁にまで及ぶ場合にも再建可能であり，ドナーサイトの犠牲が少ないこともメリットである[5]。

術前情報

●適応と禁忌

　約6カ月の保存療法で治癒せず，ICRS OCD分類GradeⅢ・Ⅳで病巣部が長径15mm以上の例がよい適応である。上腕骨遠位骨端線がまだ開存している例は適応とならない。また肋骨肋軟骨柱採取部に及ぶような胸部損傷の既往がある例では採取時に注意が必要である。

●麻酔

　全身麻酔下に行う。

●手術体位

　仰臥位で行う。患側上腕部に駆血帯を使用する。清潔覆布で同側前胸部を被覆する前に，第6肋骨を同定しペンでマーキングしておく。個人差はあるが，乳頭の位置が内・外側方向の肋骨肋軟骨移行部のおおよその目安となる。患側上肢および患側前胸部の消毒を行う 図1 。

手術進行

1. 関節鏡（必要に応じて）
2. 皮切，展開
3. 関節包切開，病巣部同定
4. 病巣部掻爬
5. 肋骨肋軟骨柱採取
6. 肋骨肋軟骨柱成形
7. 肋骨肋軟骨柱移植
8. 閉創
9. 後療法

肘離断性骨軟骨炎に対する肋骨肋軟骨柱移植術

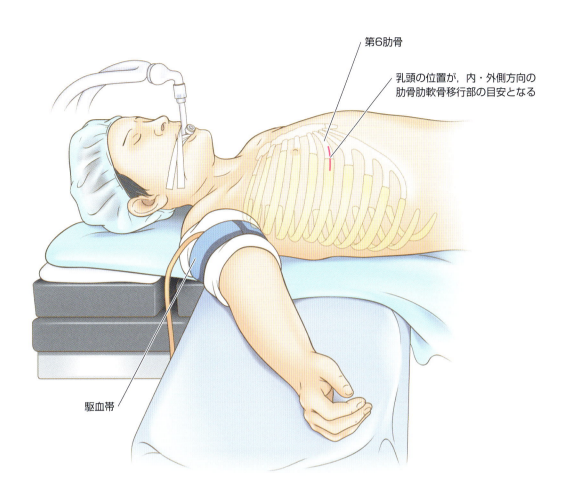

第6肋骨

乳頭の位置が，内・外側方向の肋骨肋軟骨移行部の目安となる

駆血帯

図1 手術体位，前胸部の皮切

❶助手が肘関節最大屈曲位をしっかりと保持したままアプローチを行う。
❷肋骨肋軟骨移行部は力学的に弱いため，肋骨肋軟骨柱挙上時や移植時に損傷しないように注意する。
❸病巣部掘削時の深さ，肋骨肋軟骨柱の長さをしっかりと調整したうえで移植することが重要である。

手術手技

1 関節鏡(必要に応じて)

術前の画像検査で肘関節前方に遊離体が存在する(疑われる)場合には,関節鏡を用いて肘関節前方の観察を行い,必要に応じて遊離体切除を行っておく。肘関節前方に遊離体が存在しない場合には,関節鏡操作は必ずしも必要ではない。

2 皮切,展開

肘関節最大屈曲位として,肘関節後外側に橈骨頭から上腕骨小頭に至る縦皮切を加える 図2 。肘筋を線維方向に沿って分けて,あるいは肘筋と尺側手根伸筋の筋間から関節包にアプローチする。

3 関節包切開,病巣部同定

関節包を切開すると通常は増生した滑膜が出現するので,まずこれを切除する。関節包を内・外側に十分展開することで,上腕骨小頭の病巣部が観察可能となる 図3 。

> **コツ&注意 NEXUS view**
> 肘関節を最大屈曲位にしないと病巣部が観察できないため,助手がしっかりと肘関節屈曲位に保持しておくことが重要である。

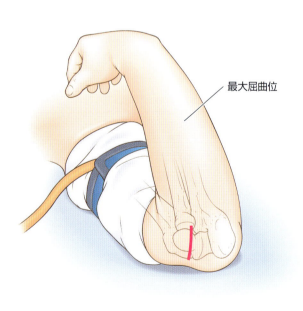

図2 皮切

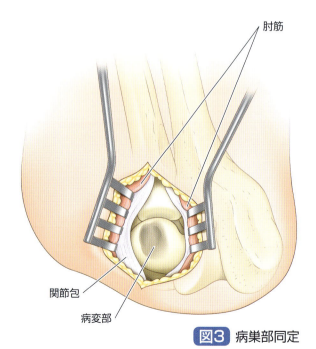

図3 病巣部同定

4 病巣部掻爬

病巣部の確認ができたら，メス，鋭匙などを用いて病巣部を完全に切除する 図4a 。病巣部の大きさが長径15mm以上の例が本術式のよい適応である 図4b 。できるだけ関節面に垂直となるように，サージエアトームを使用して15mmの深さまで円筒状に病巣部を掘削する 図4c 。

> **コツ&注意 NEXUS view**
>
> 病巣部の大きさが長径15mm未満の場合でも肋骨肋軟骨柱移植は可能であるが，より侵襲の少ない骨軟骨片固定術などでも治癒可能であることが多い。また，深く掘削しすぎると肋骨肋軟骨柱が深く挿入されすぎて移植片の軟骨の厚みが大きくなり，後の軟骨片脱落，遊離体発生のリスクファクターとなるため，可能な限り移植片の軟骨の厚みを薄くすることがポイントである。

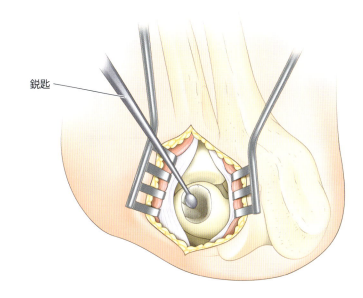
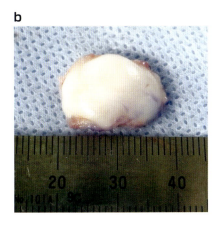

図4 病巣部掻爬
a：骨軟骨片切除後
b：摘出した骨軟骨片
c：病巣部を円筒状に掘削

5 肋骨肋軟骨柱採取

同側前胸部に皮切を加える。胸筋を分けて，肋骨肋軟骨移行部に到達する。肋骨肋軟骨移行部は色調の違いにより，容易に同定可能である。肋骨肋軟骨移行部をまたいでH型に切開を加える 図5a 。胸膜を損傷しないように慎重に骨膜と軟骨膜の剥離を進める 図5b 。骨成分を23mm，軟骨成分を5mm含めて肋骨肋軟骨柱を採取する。

コツ&注意 NEXUS view

肋骨膜はラスパトリウムで容易に剥離可能であるが，肋軟骨膜は肋骨膜と比べて少し剥離しにくいので注意が必要である。また肋骨はボーンソーを用いて骨切りを行うが，肋軟骨部はメスで容易に切離可能である。また肋骨肋軟骨移行部は力学的に強度が比較的弱いため，肋骨肋軟骨柱挙上時に骨軟骨移行部で破損しないように慎重に操作する必要がある。

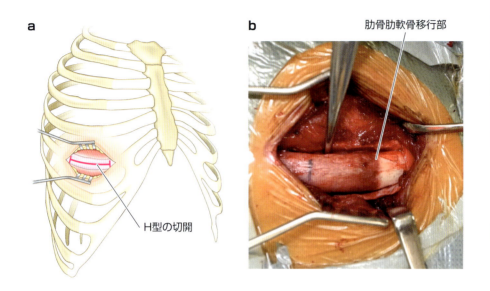

図5 肋骨肋軟骨柱採取
a：骨膜・軟骨膜切開
b：肋骨肋軟骨移行部の展開

6 肋骨肋軟骨柱成形

採取した肋骨肋軟骨柱は，骨成分の端から10mmの部分で骨切りを行い，①5mmの軟骨成分＋13mmの骨成分，②10mmの骨成分となるように，二分割しておく。①の骨軟骨柱は海綿骨部の接触面積増大および移植時の打ち込みを容易にする目的で，骨部分の端に斜めに切り込みを入れてテーパー状にしておく。また皮質骨部での骨癒合促進のために皮質骨表面にドリリングを行っておく。②の骨片は，後に必要に応じてwedge boneとして移植を行うために縦割しておく 図6 。

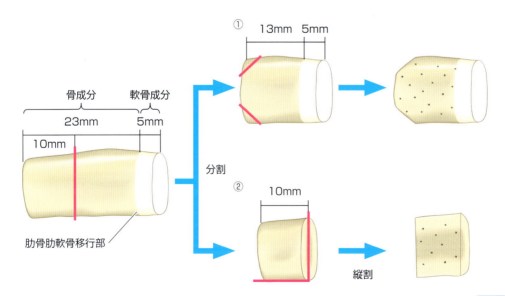

図6 肋骨肋軟骨柱成形

7 肋骨肋軟骨柱移植

　肋骨肋軟骨柱1本で十分に病巣部が充填できる場合には，そのままコルクをはめ込むように病巣部に打ち込む。病巣部が大きく，肋骨肋軟骨柱1本では十分に充填できない場合には，移植する肋骨肋軟骨柱の外側に前述の②の骨片を打ち込んで，外側壁の支えとなるようにする 図7a 。外側に打ち込んだ②の骨片は，関節面への突出による橈骨頭との干渉を避けるために，関節面より数mm深めに挿入しておく。上記操作により通常は母床である上腕骨小頭にpress fitされて安定し，内固定は不要である。橈骨頭との適合性を得るために，メスを用いて軟骨表面のシェービングを行う 図7b 。肘関節屈曲・伸展運動，および前腕回内・回外運動で干渉しないことを確認しておく。

> **コツ&注意　NEXUS view**
> 　ここまでの手技と同様に，肋骨肋軟骨柱移植時にも助手がしっかりと肘関節屈曲位に保持しておくことが重要である。肋骨肋軟骨柱移植，軟骨表面のシェービング前に肘関節を伸展させてしまうと，肋骨肋軟骨移行部で破損してしまう可能性があるので，注意が必要である。

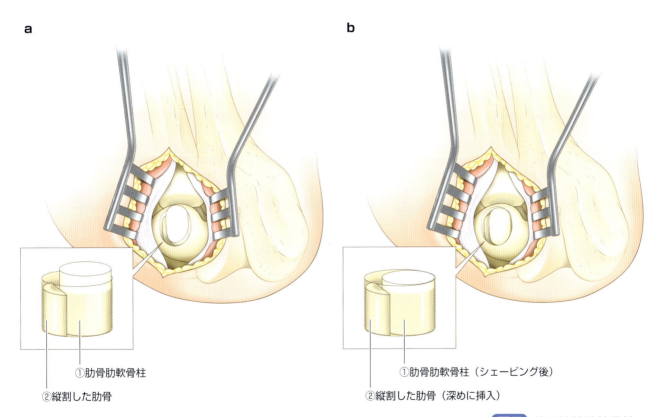

図7 肋骨肋軟骨柱移植
a：肋骨肋軟骨柱打ち込み
b：表面のシェービング

8 閉創

肋骨肋軟骨柱採取部は，気胸が生じていないことを確認したうえで，そのまま軟骨膜と骨膜を縫合して閉創する。肘関節部は，関節包と筋膜を縫合して閉創する。

9 後療法

術後，前腕回内・回外中間位long arm splintにて2週間の固定を行う。術後3カ月で体育などへのスポーツ参加を許可し，術後6カ月で野球（投手以外のポジション）への復帰を許可する。投手としての完全復帰は術後1年程度経過してからのほうが望ましい。

症例提示 図8

15歳，男子。

・主訴

右肘関節痛。

・現病歴

小学校2年生から野球（軟式，ポジションは中学校までピッチャーのみ）を開始，14歳時（中学校2年生）に右肘痛が出現した。6カ月以上にわたりno throwで保存療法を行うも，症状の改善が得られず，肋骨肋軟骨柱移植術を施行した。手術前の肘関節可動域は，屈曲/伸展125°/0°と軽度の屈曲可動域制限を認めた。

・術後経過

術後2週間の外固定の後，可動域訓練を開始，術後3カ月で体育などのスポーツ活動に復帰し，術後6カ月で内野手として野球へ復帰した。その後も疼痛なく順調に経過し，術後1年で投手として完全に競技活動へ復帰した。単純X線像，MRIにて移植した肋骨肋軟骨柱が，術後経過とともにリモデリングしていくのが確認できる。

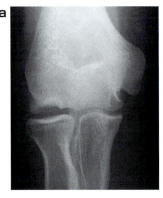
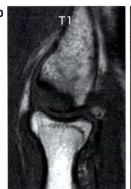
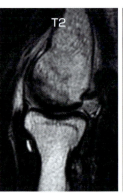
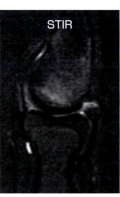
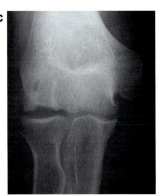

図8 症例
a：術前単純X線像
b：術前MRI像
c：術直後単純X線像

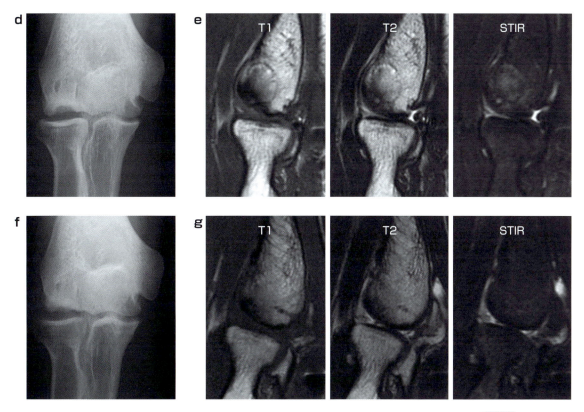

図8 症例（つづき）
d：術後6カ月単純X線像
e：術後6カ月MRI像
f：術後1年単純X線像
g：術後1年MRI像

文献
1) Brittberg M, Winalski CS. Evaluation of cartilage injuries and repair. J Bone Joint Surg Am 2003；85 Suppl 2：58-69.
1) Takahara M, Mura N, Sasaki J, et al. Classification, treatment, and outcome of osteochondritis dissecans of the humeral capitellum. J Bone Joint Surg Am 2007；89：1205-14.
3) Oshiba H, Itsubo T, Ikegami S, et al. Results of bone peg grafting for capitellar osteochondritis dissecans in adolescent baseball players. Am J Sports Med 2016；44：3171-8.
4) Camp CL, Dines JS, Degen RM, et al. Arthroscopic microfracture for osteochondritis dissecans lesions of the capitellum. Arthrosc Tech 2016；5：e477-81.
5) Shimada K, Tanaka H, Matsumoto T, et al. Cylindrical costal osteochondral autograft for reconstruction of large defects of the capitellum due to osteochondritis dissecans. J Bone Joint Surg Am 2012；94：992-1002.

II. 肘
上腕骨外側上顆炎（難治例）に対する手術療法
関節鏡下手術

聖マリアンナ医科大学整形外科学　**新井　猛**

Introduction

術前情報

●手術適応

　上腕骨外側上顆炎は保存療法が適切であれば治療が奏効する疾患であり，症例の90％程度は治癒に至る。保存療法としては，テニスエルボーバンド（アルケア社）の使用，手関節伸筋群のストレッチ運動，ステロイドの局所注射などが行われるが，これら保存療法を6カ月以上施行しても効果がなければ手術療法を検討する。

　一般的によく行われている手術法は，短橈側手根伸筋腱（extensor carpi radialis brevis；ECRB腱）の腱延長術，ECRB腱起始部の病巣郭清術（Nirschl-Pettrone法），経皮的腱膜切開術などである。これらの手術では伸筋腱起始部や伸筋腱への処置が主であるが，Bosworth法やBoyd法では伸筋腱起始部の処置に加えて関節内病変の観察も行い，関節内病変の処置として滑膜ひだや輪状靱帯の部分切除なども追加する方法である。

・Bosworth法：伸筋共同腱の起始部を切離し，必要に応じ関節包，輪状靱帯の2/3，滑膜切除を追加する方法。

・Boyd法：短橈側手根伸筋腱の起始部を骨付着部を含めて反転し，関節内病変の処置を加え，短橈側手根伸筋腱を末梢へ5mm程度ずらして縫着する方法。

　本項では，この関節内処置を低侵襲で施行可能な関節鏡下手術について述べる。

●麻酔

　麻酔は全身麻酔で行う。

●手術体位

　患側を上とした側臥位で行う。患肢の上腕部をエルボーポジショナーなどにて保持し，肘屈曲位で前腕を下垂する。術中に肘の伸展や屈曲が十分に行えるようにポジショニングをとる 図1。

手術進行

1. 皮切（ポータルの作製）
2. 前方関節腔処置
3. 後方関節腔処置
4. 早期後療法

上腕骨外側上顆炎（難治例）に対する手術療法

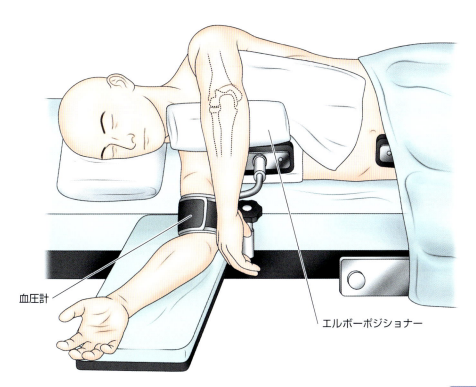

図1 術中体位（左側）

コツ&注意　NEXUS view
・駆血帯は通常使用することはない。
・潅流液3Lにボスミン®注1mg（第一三共）1/2Aを混ぜておくと，術中の出血がコントロールできる。

❶ポータル作製では神経損傷などに注意する必要があるため，肘関節の解剖学的所見や肘関節鏡手技に熟知することが重要である。
❷前方関節腔処置では滑膜切除時に前方の関節包の損傷に注意する。前方関節包を損傷すると関節外へ潅流液が漏出したり，術後関節拘縮の原因になる可能性がある。
❸後方処置では関節腔が狭いため，シェーバーによる操作中に関節軟骨損傷に注意を要する。

147

手術手技

1 皮切（ポータルの作製）

　まず鏡視を主に行うための基本的なポータルを作製する。これは上腕骨外側上顆炎の関節鏡下手術に限らず，他の疾患においても基本となるポータルである。上腕骨内側上顆から2cm近位，1cm屈側の近位内側ポータルを作製する 図2 。

　さらに上腕骨外側上顆から2cm近位，1cm屈側に近位外側ポータルを作製する 図3 。また腕橈関節後方の処理を行うためにソフトスポットに2つポータルを作製するが，肘頭中心と橈骨頭中心の延長線上のおおむね3等分の位置の2箇所とする 図4 。

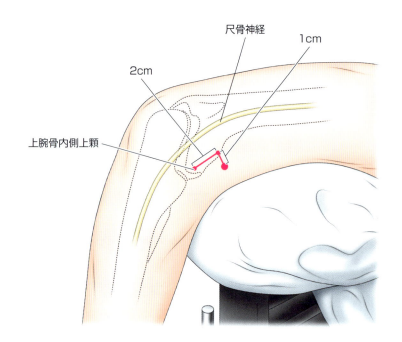

図2　近位内側ポータル

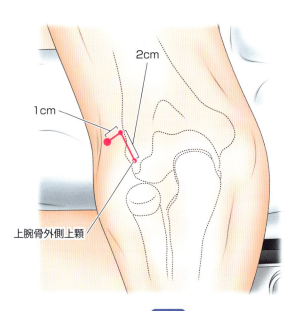

図3　近位外側ポータル

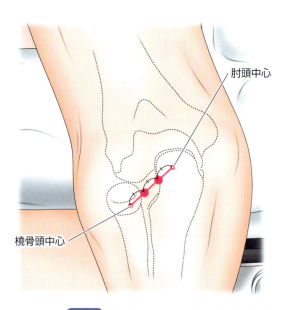

図4　後方ソフトスポットポータル

2 前方関節腔処置

　近位内側ポータルからの前方関節腔鏡視（関節鏡は4.0mm径30°斜視鏡）で，関節内滑膜増生の有無，肘伸展屈曲，前腕回内・回外による滑膜ひだの動態，関節内からの外側関節包の断裂の有無，ECRBの変性所見，上腕骨小頭や橈骨頭の関節軟骨変性所見などを観察する。観察所見を基に近位外側ポータルからシェーバー［DYONICS™ ELECTROBLADE™（Smith & Nephew社）］を用いてECRB起始部の郭清，滑膜ひだ切除，滑膜切除を施行する 図5 。

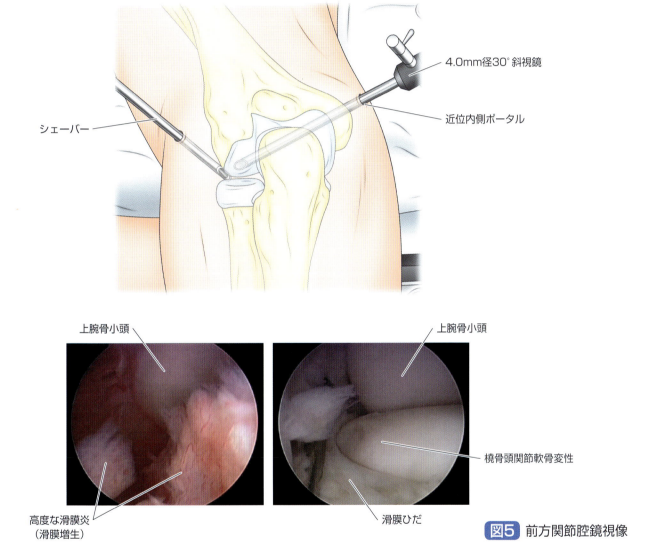

図5 前方関節腔鏡視像

トラブル NEXUS view

　肘関節鏡下手術一般的にいえることであるが，関節内に灌流液を十分に満たしながらポータルからの関節鏡を挿入する必要がある。関節包が十分に膨らまない状態で何度も関節鏡を挿入する操作が加わると，関節鏡挿入時に神経血管束を損傷したり，関節包損傷部から灌流液が漏出して鏡視が困難になることがある。

3 後方関節腔処置

次いで腕橈関節後方鏡視では，滑膜増生の有無，外側関節包断裂の有無，ECRB起始部変性像について注目し，ECRB起始部への郭清，滑膜ひだ切除，滑膜切除を施行する 図6 。

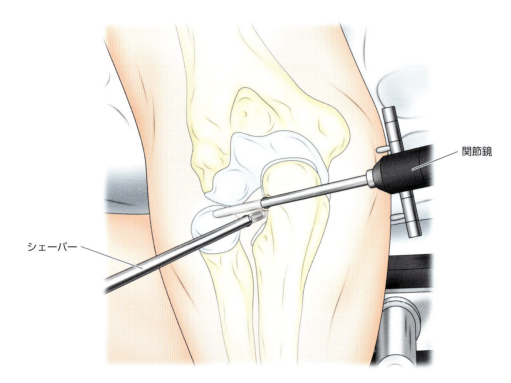

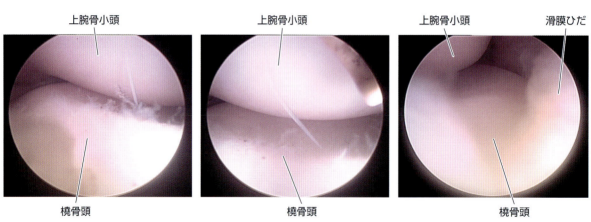

図6 後方関節腔鏡視像

> **コツ&注意** NEXUS view
>
> 関節内の滑膜ひだ切除では，肘伸展や前腕回内・回外を加えて腕橈関節内にインピンジするひだであれば病態に関与している可能性が高いので，十分にひだの切除を行う。ECRBは鏡視所見上，橈骨軸のほぼ中心軸を走行している腱性の線維組織として鏡視されるので，その中枢を追っていけば起始部が鏡視される。後方鏡視では肘を伸展するとECRB起始部が鏡視されやすくなる。

4 早期後療法

術後に特に外固定は必要としない。術直後から肘関節拘縮予防のために自動運動を行う。術後1〜2週までは手術側上肢の過度な使用は避ける。術後2週以降で術後の疼痛が緩和した後に，伸筋群と屈筋群のストレッチや等尺性運動を行うよう指導する 図7 。術後4週以降から徐々に伸筋群と屈筋群の等張性筋力を加える。

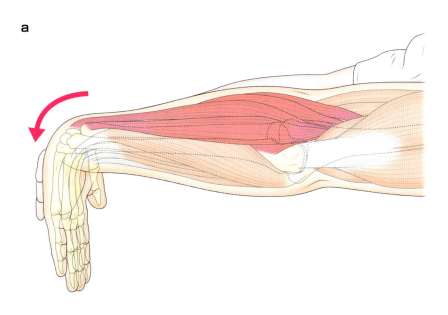

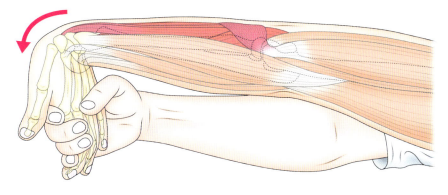

図7 前腕伸筋群と屈筋群のストレッチング
a：前腕伸筋群のストレッチ
b：前腕屈筋群のストレッチ

文献

1) Nirschl RP, Pettrone FA. Tennis elbow. The surgical treatment of lateral epicondylitis. J Bone Joint Surg Am 1979；61：832-9.
2) 新井　猛, 松下和彦, 清水弘之, ほか. 上腕骨外側上顆炎の鏡視下手術のための解剖学的検討. 日肘関節会誌 2006；13：81-2.
3) 二見俊郎, 小林明正, 森口尚生, ほか. 上腕骨外側上顆炎の病態. 関節外科 2006；25：55-9.
4) 渡辺幹彦, 栗山節郎, 山上繁雄. テニス肘の治療. 整・災外 1997；40：643-9.
5) 薄井正道. スポーツによる上腕骨外上顆炎. 臨整外 2000；35：1235-41.

Ⅱ. 肘

肘関節外側不安定症に対する手術療法

昭和大学医学部整形外科学　稲垣　克記
昭和大学医学部整形外科学　川崎　恵吉

Introduction

「肘関節外側不安定症」はMayo ClinicのO'Driscollらが初めて提唱した概念である。外傷に伴う靱帯損傷・骨折，脱臼骨折後に生じる頻度が最も高く，日常診療上「脱力」や「clucking sensation（カクンという感覚とともに発する違和感）」のような主訴で来院し，痛みは通常軽度から中等度である[1〜4]。

本項では最も一般的な靱帯損傷に伴う肘関節外側不安定症の手術手技につき述べる。

術前情報

●手術適応

急性または慢性に上腕骨外側上顆，上腕骨外側側副靱帯（lateral collateral ligament；LCL）起始部からの外側骨軟骨剝離骨折や，患者を仰臥位にしてのpivot shift test陽性例で痛みや症状の再現性のあるものは手術適応となる。画像上では，イメージ下でのダイナミックな動きの下での橈骨頭の亜脱臼や内反動揺性を確認できたものは手術適応である[1]。

●禁忌

基礎疾患に重症糖尿病や心疾患を有する患者，超高齢者で認知症を有する患者，重度のアライメント異常を有する肘関節，橈骨頭肥大または変形を認めるケースは禁忌である。

●麻酔

全身麻酔にて行う。

●手術体位

仰臥位で手術用手台を用いて行う。

手術進行

1. 皮切，展開と関節包切開
2. 肘外側靱帯複合体損傷の再建
    ・解剖
    ・骨孔の作製
    ・等尺性（isometricity）チェック
    ・移植腱の選択・採取と再建
3. 術後のリハビリテーション

Fast Check

❶ 骨孔作製時に骨折を起こさないように細心の注意を払う。
❷ 腱移植・縫合の際に骨の上に直接移植腱を置かない。関節包の代わりとなる軟部組織をひいてから，その上に移植腱を置く。
❸ 腱の緊張度は最大緊張度にて縫合を行う。

手術手技

1 皮切，展開と関節包切開

　皮切は外側アプローチでKocherのアプローチで入る 図1 。anconeus（肘筋）と尺側手根伸筋腱（extensor carpi ulnaris；ECU）間から関節包に達する。筋膜を末梢から中枢に向かって切開し，両者の筋群を持ち上げて拘縮に陥った関節包と残存する外側靱帯複合体を切除するが，後に移植腱を再建する際にそのフロアーとなるように，上質な関節包は弁状に温存しておく。

> **コツ&注意 NEXUS view**
> Kocherのアプローチの際，橈骨頭の前方にある後骨間神経に注意する。

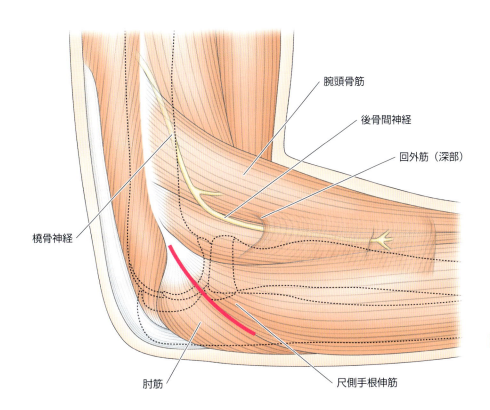

図1 皮切
外側アプローチでKocherのアプローチで入る。

2 肘外側靱帯複合体損傷の再建

解剖

LCL複合体は，①lateral ulnar collateral ligament（LUCL），②橈側側副靱帯（radial collateral ligament；RCL），③輪状靱帯（annular ligament；AL）の3要素からなる。ALは尺骨橈側切痕に付着し，LUCLは外側上顆に始まり尺骨回外筋稜に付着する 図2。

後外側回旋不安定症の誘発テストでは，LCL複合体のうち主としてLUCLの損傷により橈骨頭が亜脱臼する。このようにLCL複合体は3構成要素からなるが，外側肘不安定症の治療にはLUCLの再建を主たる目的として行われる。しかし結果としてLUCL単独の再建ではなく，複合体の再建となる（後述 図5c）。

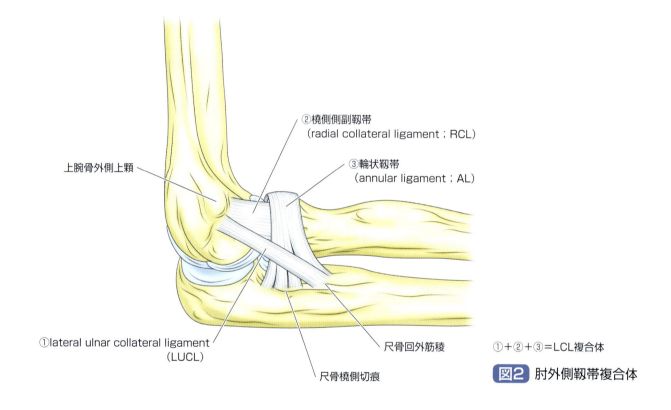

①＋②＋③＝LCL複合体

図2 肘外側靱帯複合体

骨孔の作製

まず，尺骨中枢と上腕骨遠位に骨孔を作製する。尺骨側の骨孔は，回外筋の付着する結節を中心に作製する。骨孔は通常3mm径を目安とする。尺骨結節は手で容易に触診でき，骨孔間は1cmとする 図3a 。次に上腕骨側の骨孔を直線的に作製する。肘関節屈伸の外側回転中心（軸）から，中枢側と後方に1～1.5cmの幅をあけて2つの骨孔を皮質を残して作る 図3b 。この際，この2つの骨孔の間に骨折を起こさぬように細心の注意を払う必要がある[5]。

> **コツ&注意 NEXUS view**
>
> 骨孔を作製する際に2.0mm径の細い径のドリルから始め，徐々に径を太くして骨孔間に骨折を起こさないように工夫をするとよい。

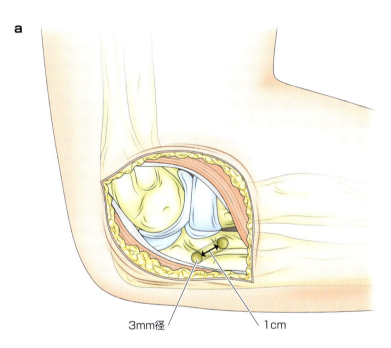

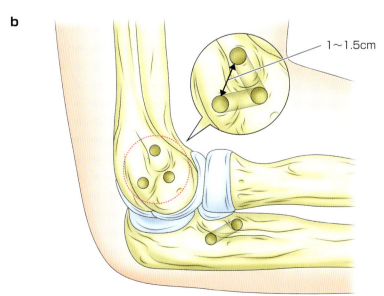

図3 骨孔の作製
a：尺骨側
b：上腕骨側

等尺性(isometricity)チェック

　肘関節外側の再建靭帯はisometricすなわち肘関節0〜140°までの屈曲角度の間で等尺としなければいけない。通常，isometric pointは上腕骨小頭の曲率中心（肘関節屈伸の回転軸）である。2つの骨孔を上腕骨外側の前方と後方に作製する 図3b, 図4 [2〜5]。

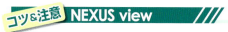

等尺性を確認してから骨孔を作製する。

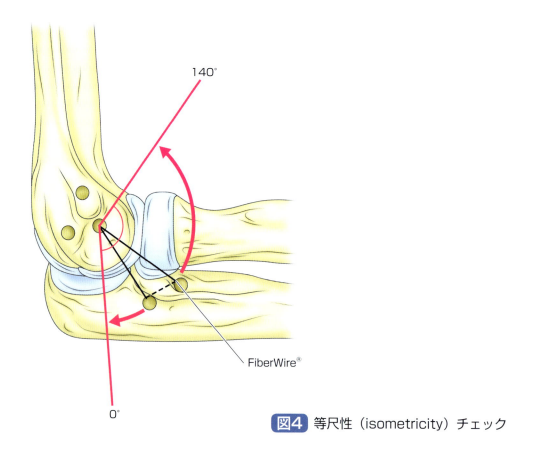

図4　等尺性(isometricity)チェック

移植腱の選択・採取と再建

　ドナーとなる移植腱は，長掌筋（palmaris longus；PL）腱が通常用いられるが，PL腱が萎縮し細い場合や，先天性に腱の形成不全が明らかな場合には足の足底筋腱や半腱様筋腱を用いることがある。FiberWire®（Arthrex社）または縫合糸を用いて骨孔にこれらを通し，前述したisometricityのチェックを行う 図4 。移植腱はまず，尺骨側の骨孔に通した後に上腕骨前方の骨孔に通す 図5a 。次に移植腱の両端を把持・牽引し，最大緊張度で 図5b ，本来の2本の移植腱の上にオーバーラップする形で縫合する。肘関節屈曲45°前腕最大回内位で最大緊張度として縫合する 図5c 。

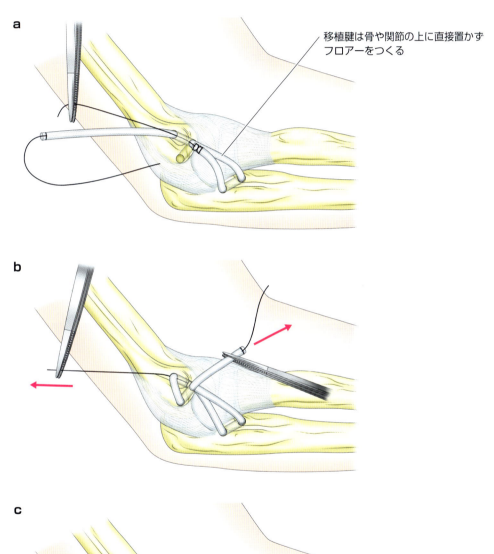

図5 移植腱の誘導と再建

a：尺骨側の骨孔に通した後に上腕骨前方の骨孔に通す。
b：移植腱の両端を把持・牽引し，最大緊張度で本来の2本の移植腱の上にオーバーラップする形で縫合する。
c：肘関節屈曲45°前腕最大回内位で最大緊張度として縫合する。

緊張がやや弱い場合には，移植腱同士をトリミングして調整または形成したフロアーと縫合し，緊張を高める[2〜5] 図6 。

　内側側副靱帯（medial collateral ligament；MCL）再建時のドッキング法のように上腕骨側へ引き抜く変法もある[6]。

> **コツ&注意　NEXUS view**
> ・移植腱を最大緊張度で縫合し，緩い状態で縫合をしない。
> ・isometricityを保つ。
> ・関節包によるフロアーを作製し，その上に移植腱を置くようにする。移植腱を骨の上に直接置かない。

> **トラブル　NEXUS view**
> やや緩めの状態で縫合に陥った場合には，その下に作製したフロアーに縫合を加えることで緊張度を高める 図6 。

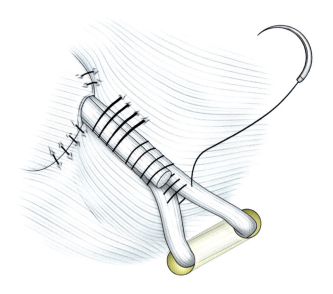

図6　移植腱とフロアー（関節包）とのトリミング（緊張度の調整）

3 術後のリハビリテーション

　術後は移植腱が伸びないように，緊張がかかるような肘関節伸展位や回外位の肢位を避ける。一般的には肘関節90°屈曲位-前腕回内位にて約2週間のギプス固定を行った後に，装具を用いて回内位30°以上の伸展ブロック下で肘関節の屈伸を早期から開始し，肘関節拘縮の予防を図る。小児を除き3週間以上のギプス固定は肘拘縮の原因となるので避けるべきであるが，コンプライアンスが良好でない患者にはdynamic external fixatorを3〜6週間装着することもある。術後3カ月は肘関節への荷重動作を避けて自動運動に徹する。前腕伸筋-回外筋群の筋力強化は術後早期（数日）から開始し，肘関節の安定化を図る。術後6カ月からは特に制限なく肘関節を自由に使用してよい。

特殊なケース［肘アライメント（変形）による後外側回旋不安定症］

　肘関節後外側回旋不安定症は，内反肘変形の二次性に生じることがある[7]。内反肘変形の重症度にもよるが，上腕骨遠位の三次元矯正骨切り術に伴い外側複合靱帯不安定症の再建を同時に行わなければならないこともある。15°以上の内反肘に骨切り術を行わずに靱帯再建のみを行っても，不安定症は改善しない。

　尺骨鉤状突起形成不全に伴う肘関節後外側不安定症も同様で，靱帯再建のみを行っても不安定症が残存するケースが多い。

文献

1) Inagaki K. Current concepts of elbow-joint disorders and their treatment. J Orthop Sci 2013；18：1-7.
2) O'Driscoll SW. Classification and evaluation of recurrent instability of the elbow. Clin Orthop Relat Res 2000；370：34-43.
3) O'Driscoll SW, Bell DF, Morrey BF. Posterolateral rotatory instability of the elbow. J Bone Joint Surg Am 1991；73：440-6.
4) O'Driscoll SW, Morrey BF, Korinek S, et al. Elbow subluxation and dislocation. A spectrum of instability. Clin Orthop Relat Res 1992；280：186-97.
5) Paletta GA, Wright RW. The modified docking procedure for elbow ulnar collateral ligament reconstruction：2-year follow-up in elite throwers. Am J Sports Med 2006；34：1594-8.
6) Sanchez-Sotelo J, Morrey BF, O'Driscoll SW. Ligamentous repair and reconstruction for posterolateral rotatory instability of the elbow. J Bone Joint Surg Br 2005；87：54-61.
7) Abe M, Ishizu T, Morikawa J. Posterolateral rotatory instability of the elbow after posttraumatic cubitus varus. J Shoulder Elbow Surg 1997；6：405-9.

II. 肘
肘スポーツ障害に対する鏡視下手術

徳島大学大学院医歯薬学研究部運動機能外科学　岩目　敏幸
徳島大学大学院医歯薬学研究部運動機能外科学　松浦　哲也

Introduction

　スポーツ活動における肘障害は，投球動作や肘に荷重がかかるような動作を要する種目によくみられ，わが国では国民的スポーツともいえる野球での発生が多い。そのなかで肘離断性骨軟骨炎（osteochondritis dissecans；OCD）は，成長期のスポーツ障害のなかで最も重症度が高い疾患の1つである。本障害は単純X線で，①透亮像を呈する初期，②分離分節像を呈する進行期，③遊離体を形成した終末期の3期に分けることができ，年齢のピークはそれぞれ11歳，13歳，14歳である[1]。初期であれば投球中止を主体とした保存療法で治癒することから，早期発見，早期治療が望ましい[2]。しかしながら保存療法で治癒に至らないものや，終末期に対しては手術療法を選択する。術式は，病巣の小さな症例には鏡視下での病巣郭清術，病巣が広範囲にわたる症例には骨軟骨柱移植術などが選択されるのが一般的である。
　ここでは野球選手に生じた肘OCDに対する鏡視下手術について解説する。

術前情報

●手術適応と禁忌

　終末期で症状を有する症例，また初期，進行期に対して保存療法を行ったにもかかわらず治癒に至らず症状を有する症例を手術適応とする。具体的には各種画像診断を用いて，病巣部の硬化の有無や，小頭・外側上顆の骨端線閉鎖の有無などを判断材料とし，修復能を予測する。いずれにしても保存療法で3カ月以上修復が進んでいない場合は，修復が大幅に進むことは考えにくいため，手術療法を考慮する 表1 。

●麻酔

　伝達麻酔もしくは全身麻酔で行う。

●手術体位

　仰臥位前腕懸垂位で行う 図1 。

手術進行

1. 前方関節腔
2. 後方関節腔
3. 外側関節腔
   ・腕尺関節外縁
   ・小頭病巣部
   ・腕尺関節内
4. 内側関節腔
5. 閉創
6. 後療法

表1　手術適応

①遊離体を形成し症状を有する選手
②単純X線やCTで3カ月以上修復が進まず，症状を有する選手
　［修復能停止を示唆する項目］
　　・病巣部の骨硬化
　　・小頭・外側上顆の骨端線閉鎖，またはほぼ閉鎖

肘スポーツ障害に対する鏡視下手術

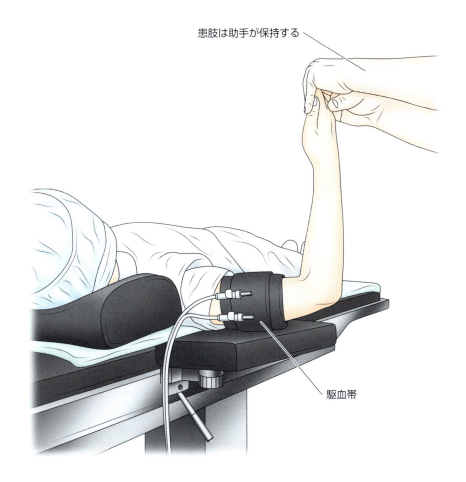

患肢は助手が保持する

駆血帯

図1 体位

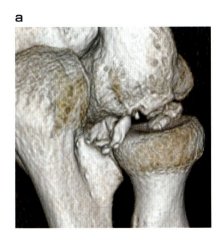
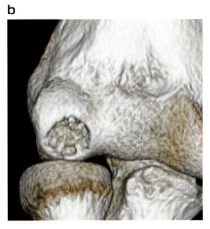

図2 術前CT
a：関節内の遊離体
b：小頭病巣部

❶関節内の遊離体を取り残すことがないよう留意する。そのためには術前CTは必須であり，数，局在，大きさについて十分な検討を行う[3]。また小頭病巣部の評価にもCTは有用である 図2。
❷ポータルを適切な位置に作製することは，鏡視下での処置を円滑に進めていくために重要である。
❸70°斜視鏡は視野が広く鏡のほぼ真横の観察が可能であり，肘のような小さく複雑な関節では有用である。

手術手技

鏡視下処置は前方→後方→外側の順に行う。

1 前方関節腔

前方処置に先んじて，上腕骨小頭，橈骨頭および肘頭に囲まれたsoft spotから生理食塩水約20mLを注入する。次いで3mm径の排液管を挿入し，延長チューブと50mLシリンジを連結した後，助手が生理食塩水を注入して関節包を膨満させる。肩関節を80〜90°外転，内・外旋中間位，肘関節90°屈曲位となるよう助手が患肢を保持した状態で，viewing portalであるsuperomedial portalを上腕骨内側上顆の約2cm近位，2cm前方に作製する[4] 図3a。皮膚のみを切開し，軟部組織はモスキート鉗子で分ける。コーンタイプの鈍棒で外套管を鉤状突起内側縁付近に当て，滑らせるように腕橈関節方向に挿入する。

次にworking portalであるanterolateral portal（前外側ポータル）[5]をinside-out techniqueで作製する 図3b。30°斜視鏡で鏡視下に腕橈関節中央で関節面より約5mm前方部に関節鏡を進め，外套管を残したまま関節鏡の代わりに2.0mm径Kirschner鋼線（K-wire）を刺入し皮下に突き出す 図3c。この部にNo.11メスで関節包までしっかりと切開を加え，外套管を皮膚外に突き出す。外套管先端にシェーバーを沿えてガイドとし，一緒に関節内に誘導した後，関節鏡をセットする。

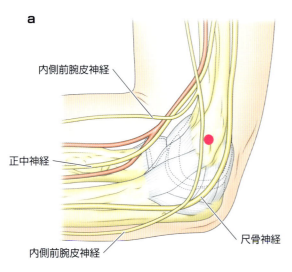

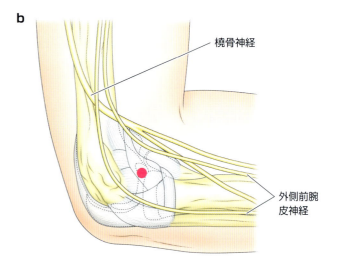

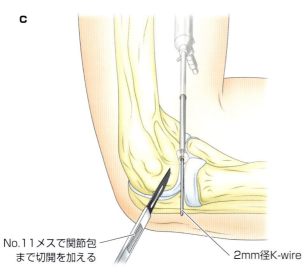

（文献7より改変）

図3 肘関節鏡に用いるポータル（病巣郭清術）①
a：superomedial portal
b：anterolateral portal（前外側ポータル）
c：inside-out technique

まず30°斜視鏡で腕橈関節から鉤状突起先端まで観察した後，70°斜視鏡に変更して鉤状突起および鉤突窩の内側縁まで観察する．この際，増生した滑膜をシェーバーや高周波蒸散装置でしっかり切除し，遊離体があればグラスパーで摘出する 図4 。

> **コツ&注意 NEXUS view**
> ・superomedial portal作製の際，尺骨神経の走行に十分注意する．切開は皮膚のみ行い，皮下組織はモスキート鉗子で鈍的に剥離することで神経損傷を避けることができる．
> ・anterolateral portal作製の際No. 11メスで関節包までしっかり切開しておかないと，器具の挿入が困難となる．
> ・前方は比較的関節腔が広く遊離体の摘出が難しい場合もあるが，灌流圧を下げることで摘出が容易となる．

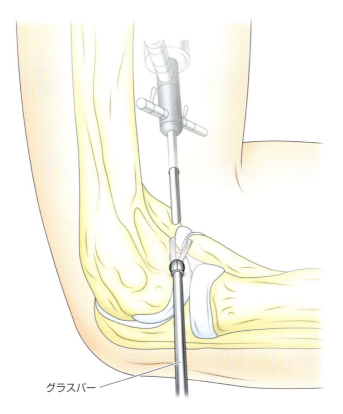

グラスパー

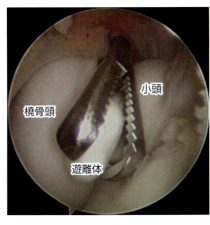
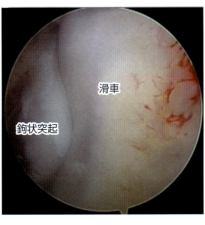

橈骨頭 / 小頭 / 遊離体 / 滑車 / 鉤状突起

図4 前方関節腔

2 後方関節腔

　肩関節外転0°，肘関節約60°屈曲位とする。先に排水管を設置していたsoft spotをlateral portal（外側ポータル）として 図5a，鈍棒を装着した外套管を腕尺関節外縁に沿って後方関節腔に進める。70°斜視鏡を挿入して後方関節腔を確認する。次に肘頭から1〜2cm中枢で上腕三頭筋腱の外縁にカテラン針を刺入し，鏡視下にposterolateral portal（後外側ポータル）[6]を作製する 図5b。

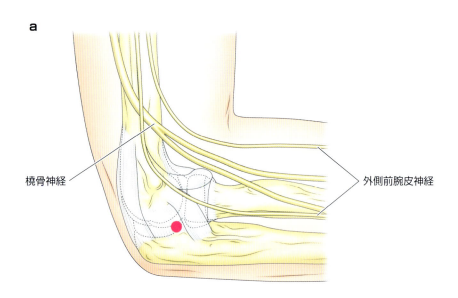

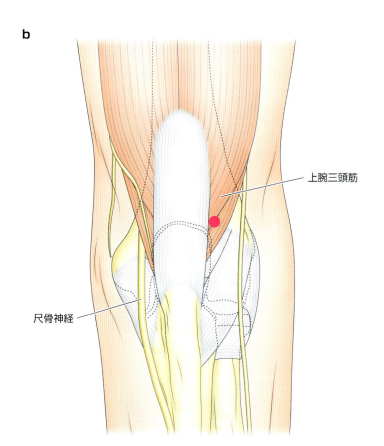

（文献7より改変）

図5 肘関節鏡に用いるポータル（病巣郭清術）②
a：lateral portal（外側ポータル）
b：posterolateral portal（後外側ポータル）

posterolateral portalから挿入したプローブで後方関節腔の遊離体の有無を確認する。遊離体があれば摘出し，滑膜もシェーバー，高周波蒸散装置で切除する 図6。遊離体が内側ガターに移動することがあるが，その際には内側関節腔をパンピングしたり圧迫することで後方関節腔に移動させる。

> **コツ&注意　NEXUS view**
>
> 腕尺関節の外縁は滑膜ひだがアーケード状に隔壁を形成している場合があり，関節鏡を進めにくかったり，隔壁の外側から関節鏡を挿入してしまう場合がある。関節鏡が進む方向を微調整しながら抵抗なく進んでいく方向をみつけるようにする。

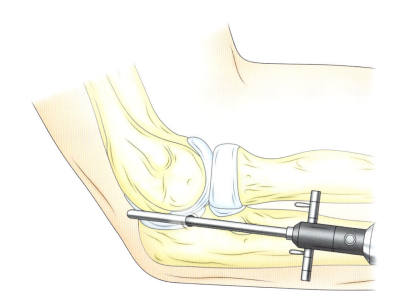

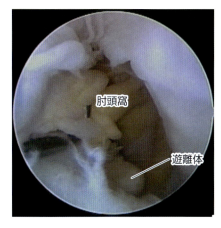

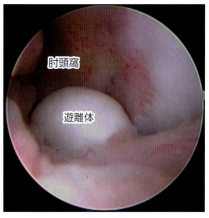

図6 後方関節腔

3 外側関節腔

腕尺関節外縁

　lateral portalから挿入した70°斜視鏡を腕尺関節外縁に沿って引き，腕橈関節後方まで進める。この部位は滑膜増生がよくみられるため十分に切除する。術前の疼痛部位はこの部位に一致することが多く，十分な滑膜切除と止血を行うことで術後疼痛を軽減させることができる。腕橈関節に遊離体があればポータルを入れ替え，posterolateral portalから腕橈関節後方を観察し，lateral portalから挿入したグラスパーで摘出する 図7 。

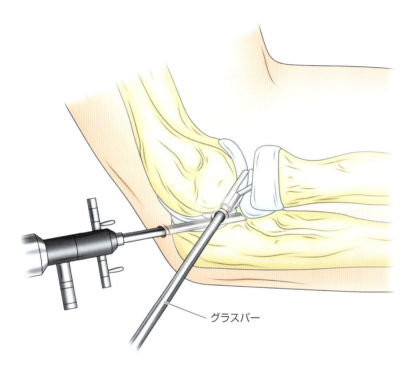

グラスパー

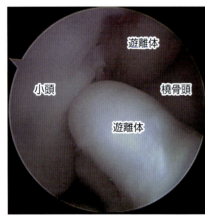 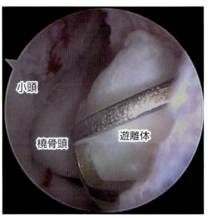

図7 腕橈関節後方

小頭病巣部

　posterolateral portalより70°斜視鏡を挿入する。シェーバー，高周波蒸散装置で滑膜を切除し，小頭病巣部の視野を確保する。この際，肘関節を深屈曲させると小頭病巣部の観察が容易となる。プロービングで病巣の状態を確認する。病巣内に遊離体の残存があれば，鋭匙で搔き出しグラスパーで摘出する。正常な軟骨がみられるまで切除しないと術後に遊離体を形成するおそれがあるため，注意深くプロービングを行いながら郭清する。郭清する深さは海綿骨が露出するまで行う 図8 。また，すでに軟骨が消失して線維性組織で覆われている場合にはプロービングを行い，硬度が保たれていれば無処置とし，軟化して遊離体の出現が危惧される場合にはノミや鋭匙で線維性組織を切除する。処置後母床からの出血を確認し，不十分な場合には2.0〜2.4mm径K-wireや専用のデバイスを用いて骨穿孔を行う。

> **コツ&注意　NEXUS view**
> 正常な軟骨の指標として，病的な軟骨は厚いため，軟骨の厚みが薄く一様な厚みになるまで切除することがポイントである。

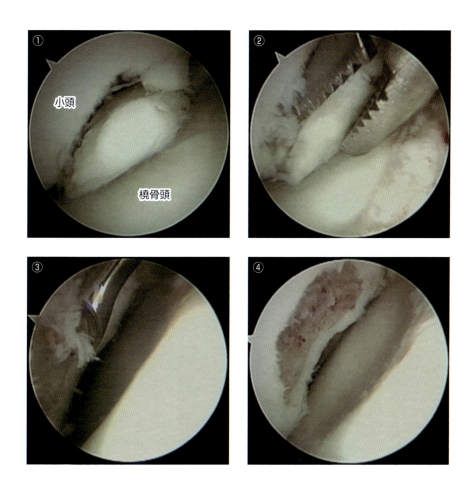

図8 小頭病巣部

腕尺関節内

　lateral portalからプローブを腕尺関節内に挿入し，てこの要領で関節を開大させる 図9 。遊離体があれば摘出する。

> **コツ&注意　NEXUS view**
> 観察が難しい場合には，肘をやや伸展させ前腕を回外させると視野を確保できることがある。

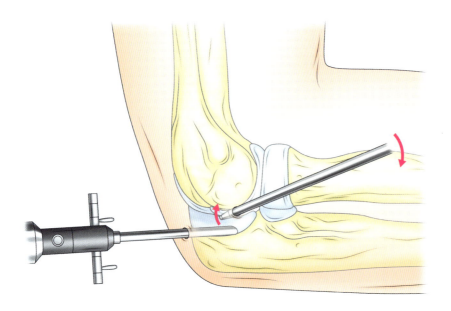

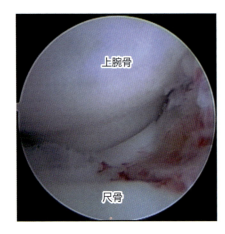
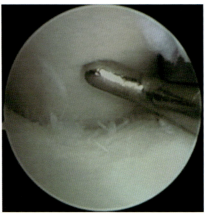

図9　腕尺関節内

4 内側関節腔

最後に関節鏡を内側ガターに進めて遊離体の有無を確認する．もし遊離体があれば前述のように後方関節腔に誘導し，posterolateral portalからグラスパーを挿入して摘出する．

5 閉創

ポータル部分をナイロン糸で縫合する．

6 後療法

術後は上腕から前腕までシーネ固定とする．術後1週間～10日で抜糸し，シーネを除去する．シーネを除去した時点で自動介助による肘の可動域訓練を開始する．投球開始は，小頭病巣部に加えた処置と選手の置かれた状況により変わってくる．早期復帰を要しない場合は，術後3カ月経過してから投球開始することが望ましい．早期復帰を要する高校生や中学3年生で小頭病巣部に骨穿孔を行っていなければ，術後6～8週で投球開始を許可する．ドリリングを行った場合には，少なくとも2カ月は投球開始を控えるべきである．投球は塁間の半分の距離から50％程度の強度で20球くらいのキャッチボールから開始し，段階的に距離，強度，球数を増やしていく．完全復帰は投球開始から1～1.5カ月を目標とする．

文献

1) 岩瀬毅信, 井形高明. 上腕骨小頭骨軟骨障害. 整外MOOK 1998；54：26-44.
2) Matsuura T, Kashiwaguchi S, Iwase T, et al. Conservative treatment for osteochondrosis of the humeral capitellum. Am J Sports Med 2008；36：868-72.
3) 松浦哲也, 柏口新二, 岩瀬毅信, ほか. 肘関節骨軟骨障害の病態診断における再構成CTの有用性. 日整外スポーツ医会誌 2002；22：204-9.
4) Poehling GG, Whipple TL, Sisco L, et al. Elbow arthroscopy：a new technique. Arthroscopy 1989；5：222-4.
5) Field LD, Altcheck DW, Warren RF, et al. Arthroscopic anatomy of the lateral elbow：a comparison of three portals. Arthroscopy 1994；10：602-7.
6) Lynch GJ, Meyers JF, Whipple TL, et al. Neurovascular anatomy and elbow arthroscopy：inherent risks. Arthroscopy 1986；2：190-7.
7) 柏口新二, 岩瀬毅信, 鈴江直人, ほか. 肘関節の鏡視下手術. 日整会誌 2006；80：449-58.

投球障害肩の診察眼と運動療法テクニックはこう磨け！

改訂第2版 投球障害肩 こう診て こう治せ
ここが我々の切り口!

著者 筒井 廣明　山口 光國　牛島 和彦

初版刊行から12年，整形外科医 筒井廣明先生と理学療法士 山口光國先生が，診察室やリハビリテーション室，講演会場，学会場で伝え続けてきた情報とノウハウとテクニックをまとめた改訂第2版。"肩は治りにくい" "肩はわかりにくい"という声に対し，正しい知識と細やかなアプローチで，投球障害肩の診察眼と運動療法テクニックを確実にレベルアップできる1冊。元プロ野球投手 牛島和彦氏による，実戦ですぐに活用できる情報や，当事者（患者）しかわからない部分の情報も盛り込まれ，投球障害肩を究めた筒井先生と山口先生からの篤いメッセージがここに集結！

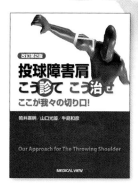

定価（本体 7,800 円+税）
B5変型判・336頁・オールカラー
イラスト500点，写真150点
ISBN978-4-7583-1368-1

目次

Ⅰ 肩を知る
　肩関節の研究からわかった事実
Ⅱ 投球障害肩を診る
　肩を診る前の心得／投球障害肩の病態／投球障害肩の画像所見／投球障害肩の病態診断テスト／病態から診断・治療への考え方
Ⅲ 理学所見でみつける投球障害肩の治療法
　理学所見をとる重要性／投球動作に必要な身体機能／身体各部から影響を受ける肩／投球動作におけるイメージとの差
Ⅳ Dr.筒井の投球障害肩外来
　患者さんを診察する目的／右投げ投手の理学所見／手術する，しないはどう判断するか
Ⅴ 投球障害肩に対する理学療法の考え方
　セラピーの基本原則／理学療法の役割／理学療法にかかわる他因子
Ⅵ 投球障害肩に対する実際の評価
　可動域／筋力・筋活動／疼痛／投球動作／投球における注意すべき基礎知識／肩関節の運動における注意点／体表からの観察／理学的評価の実際
Ⅶ 投球障害肩に対する理学療法の実際
　物理療法／徒手療法／体操療法
Ⅷ 実際の投球を踏まえた対応
　投球動作の分析／投球動作を踏まえたトレーニング／投球の基礎知識 投球で使われる用語／投球の基礎知識 ボール／投球の基礎知識 グローブ
Ⅸ プロから伝授！投球テクニック
　各種ボールの握り方

まずは自分で骨のコンピュータ・シミュレーションをしてみませんか？

整形外科医のための 骨のバイオメカニクス解析
CT画像からモデルを作って有限要素法で解析しよう！

編集
稲葉 裕　横浜市立大学整形外科准教授
東藤 貢　九州大学応用力学研究所准教授

CT画像から患者の骨を正確にモデル化して，シミュレーションをするための解析法の一つである有限要素法（FEM）を理解し，実際の解析から検証，臨床へどのように活用するかを，工学者と医師が具体的に解説。これからバイオメカニクス研究を始める整形外科医には入門書であり，すでに研究を進めている医師には，知識の再確認と臨床応用の最前線の知識が得られる1冊。

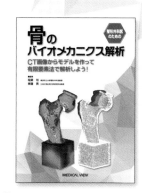

定価（本体 7,000 円+税）
B5変型判・160頁・オールカラー
イラスト20点，写真50点
ISBN978-4-7583-1373-5

目次

1 有限要素解析のための基礎知識
　骨の構造・疾病とバイオメカニクスの関係
　骨解析のための力学を知ろう
　有限要素法の基礎を理解しよう
2 骨解析のための応用
　CT画像からモデルを作る
　骨折をいかに表現するか
　骨リモデリングをいかに表現するか
　解析結果の妥当性を検証する
3 臨床への応用
　骨折手術後の強度評価への応用
　肩関節領域に応用する
　股関節領域に応用する
　脊椎領域に応用する
Step up　英文雑誌への投稿
　Q&Aから学ぶ，アクセプトされる論文の書き方

※ご注文，お問い合わせは最寄りの医書取扱店または直接弊社営業部まで。

メジカルビュー社
〒162-0845 東京都新宿区市谷本村町2番30号
TEL.03(5228)2050　http://www.medicalview.co.jp
FAX.03(5228)2059　E-mail（営業部）eigyo@medicalview.co.jp

スマートフォンで書籍の内容紹介や目次がご覧いただけます。

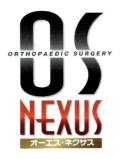

次号予告
2017年10月刊行予定

No.12

股関節の再建法　成功への準備とコツ

編集担当　中村　茂

I 初回人工股関節全置換術
- Direct anterior approach　　　　　　　松浦正典
- AL supine approach　　　　　　　　　縄田昌司
- 側臥位AL approach　　　　　　　　　小川博之
- Direct lateral approach　　　　　　　助崎文雄
- Posterior approach—ナビ使用　　　　中村正樹
- セメントTHA　　　　　　　　　　　　大塚博巳

II 再置換術
- 弛みのないステムの抜去　　　　　　　　名越　智
- セメントを使用しないステム再置換術　　兼氏　歩
- セメントを用いたステム再置換術　　　　石井政次
- 人工股関節感染に対する一期的再置換術　奠　賢一
- 人工股関節感染に対する二期的再置換術　稲葉　裕
- 同種骨を用いた再置換術　　　　　　　　内山勝文

III 寛骨臼形成不全に対する関節温存手術
- 寛骨臼回転骨切り術　　　　　　　　　　種子田斎
- 前方アプローチによる寛骨臼移動術　　　原　俊彦
- Spitzy変法棚形成術　　　　　　　　　　後藤公志
- Chiari骨盤骨切り術　　　　　　　　　　大橋弘嗣

＊項目は一部変更になる場合がございます。

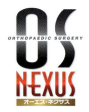

バックナンバーのご案内

No.1 膝・下腿の骨折・外傷の手術
編集 宗田 大／170ページ，2015年1月発行，定価11,880円（8%税込）

No.2 頚椎・腰椎の後方除圧術
編集 西良浩一／198ページ，2015年4月発行，定価11,880円（8%税込）

No.3 手・手関節の骨折・外傷の手術
編集 岩崎倫政／170ページ，2015年7月発行，定価11,880円（8%税込）

No.4 股関節周囲の骨折・外傷の手術
編集 中村 茂／210ページ，2015年10月発行，定価11,880円（8%税込）

No.5 スポーツ復帰のための手術　膝
編集 宗田 大／196ページ，2016年1月発行，定価11,880円（8%税込）

No.6 脊椎固定術　これが基本テクニック
編集 西良浩一／198ページ，2016年4月発行，定価11,880円（8%税込）

I．固定術に欠かせない基本テクニック
頚椎椎弓根スクリューの挿入法／胸椎・腰椎椎弓根スクリューの挿入法／Subparsネスプロンテーピング法－腰椎変性側弯症手術（矯正固定術）において／フックの掛け方，選び方／移植骨母床作製（後側方，椎体間）と各種人工骨の特徴

II．頚椎固定術の基本テクニック
C1-C2固定術－Magerl法／C1-C2固定術－Goel法／C1-C2固定術－クロッシング・C2ラミナスクリュー／C3-C6頚椎外側塊スクリュー－Roy Camille法／C3-C6固定術－Magerl法／頚椎椎体亜全摘－前方除圧固定術

III．腰椎固定術の基本テクニック
TLIF（経椎間孔的腰椎椎体間固定術）／腰椎変性疾患に対するPLIF／Mini-open TLIF／CBT（cortical bone trajectory）の基礎／PPS（percutaneous pedicle screw，経皮的椎弓根スクリュー）の基礎／腰椎前方固定術－前側方アプローチ（腹膜外路）／腰椎前方固定術－前方アプローチ（経腹膜法）

No.7 肩・肘の骨折・外傷の手術
編集 岩崎倫政／210ページ，2016年7月発行，定価11,880円（8%税込）

I．肩・上腕
上腕骨近位端骨折に対するロッキングプレート固定／上腕骨近位端骨折に対する髄内釘固定／上腕骨近位端骨折に対する人工骨頭置換術／肩鎖関節脱臼に対する最小侵襲手術／鎖骨遠位端骨折に対するプレート固定／肩甲骨関節窩骨折に対する骨接合術／外傷性肩関節不安定症に対するBankart修復術および烏口突起移植術（Latarjet法）／陳旧性肩関節脱臼に対する手術療法／上腕骨骨幹部骨折

II．肘・前腕
橈骨・尺骨骨幹部骨折　AO法の原理に基づく内固定術／橈骨頭・頚部骨折－ORIF＆人工橈骨頭置換術／小児上腕骨顆上骨折／成人上腕骨遠位端関節内骨折／新鮮Monteggia骨折／肘関節脱臼骨折—Terrible triad injury

No.8 スポーツ復帰のための手術　股関節，足関節・足部
編集　中村　茂／202ページ，2016年10月発行，定価11,880円（8%税込）

Ⅰ. 股関節
関節唇損傷・大腿骨頭靱帯断裂に対する鏡視下手術／大腿骨寛骨臼インピンジメントに対する鏡視下手術／寛骨臼形成不全に対する鏡視下棚形成術／離断性骨軟骨炎に対する鏡視下手術／弾発股に対する手術

Ⅱ. 足関節・足部
遺残靱帯を用いた足関節外側靱帯再建術／自家腱を用いた足関節外側靱帯再建術／鏡視下靱帯修復術 ArthroBroström／鏡視下靱帯再建手術／足関節前方インピンジメント症候群に対する鏡視下手術／足関節後方インピンジメント症候群に対する鏡視下手術／腓骨筋腱脱臼に対する手術（腓骨筋支帯修復術，骨性制動術）／疲労骨折（第5中足骨近位骨幹部，足関節内果，舟状骨）に対する手術／距骨骨軟骨損傷に対する鏡視下手術／種子骨障害および足底腱膜炎に対する手術／アキレス腱付着部症に対する付着部再建術

No.9 膝関節の再建法　最適な選択のために
編集　宗田　大／206ページ，2017年1月発行，定価11,880円（8%税込）

Ⅰ. TKA
TKAの術前計画　二次元計画と三次元計画／CR型，PS型の選択法と術式の選択／CR型，PS型の選択法とPS手術の進め方／靱帯バランステンサーを駆使したTKA手術　テンサーの使い方とmedial preserving gap technique／外側型OAに対するTKA／PCL切除型TKAにおけるテクニック／拘束性の高いTKAの実際／Revision TKA／感染例に対するRevision TKA　実際の各種方法について

Ⅱ. UKA
UKA（TeSP法）／人工膝単顆置換術 spacer block technique／組み合わせ式二顆置換術（modular unlinked bi-compartmental knee arthroplasty；BiKA）

Ⅲ. 骨切り術
Medial open wedge high tibial osteotomy／Closed wedge HTO／骨切り組み合わせ（大腿骨・脛骨の骨切り術）

No.10 脊椎固定術　匠のワザ
編集　西良浩一／206ページ，2017年4月発行，定価11,880円（8%税込）

Ⅰ. 低侵襲を支える匠のワザ
PPS：腰椎すべり症矯正術／PPS：多椎間固定とロッドテクニック Mis-long fixation／PPS：側臥位での挿入法／PPS：腰椎分離症修復術 Smiley Face Rod Method／CBT：仙骨を含む多椎間固定／CBT：腰椎すべり症矯正術／CBT-PS：ハイブリッド法でのすべり矯正術／安全に行うXLIF／安全に行うOLIF／椎体形成術 PMMA骨セメント，CPC，HAブロックの各種特徴

Ⅱ. 大侵襲を支える匠のワザ
骨切り術：pedicle subtraction osteotomy（PSO）／骨切り術：Ponte骨切り／骨切り術：後方全脊柱骨切り術／骨盤アンカリング（S1 PS，S2 AIS，従来法IS）／特発性側弯症に対する矯正手技／成人脊柱変形に対する矯正手技

■年間購読お申し込み・バックナンバー購入方法
・年間購読およびバックナンバー申し込みの際は，最寄りの医書店または小社営業部へご注文ください。
・小社ホームページまたは本誌付属の綴じ込みハガキでもご注文いただけます。
ホームページでは，本誌に紹介されていないバックナンバーの目次の詳細・サンプルページもご覧いただけます。

【お問い合わせ先／ホームページ】
株式会社メジカルビュー社　〒162-0845 東京都新宿区市谷本村町2-30　Tel：03（5228）2050
E-mail：eigyo@medicalview.co.jp（営業部）URL：http://www.medicalview.co.jp

OS NEXUS No.11
スポーツ復帰のための手術　肩・肘

2017年8月10日　第1版第1刷発行

- ■編集委員　宗田　大・中村　茂・岩崎倫政・西良浩一
  （むねた　たけし　なかむら　しげる　いわさきのりまさ　さいりょうこういち）

- ■担当編集委員　岩崎倫政　いわさきのりまさ

- ■発行者　鳥羽清治

- ■発行所　株式会社メジカルビュー社
  〒162-0845 東京都新宿区市谷本村町2-30
  電話　03(5228)2050(代表)
  ホームページ http://www.medicalview.co.jp/

  営業部　FAX 03(5228)2059
  　　　　E-mail　eigyo@medicalview.co.jp

  編集部　FAX 03(5228)2062
  　　　　E-mail　ed@medicalview.co.jp

- ■印刷所　シナノ印刷株式会社

ISBN978-4-7583-1390-2 C3347

©MEDICAL VIEW, 2017. Printed in Japan

- 本書に掲載された著作物の複写・複製・転載・翻訳・データベースへの取り込みおよび送信（送信可能化権を含む）・上映・譲渡に関する許諾権は，(株)メジカルビュー社が保有しています．

- JCOPY〈出版者著作権管理機構 委託出版物〉
  本書の無断複製は著作権法上での例外を除き禁じられています．複製される場合は，そのつど事前に，出版者著作権管理機構(電話 03-3513-6969, FAX 03-3513-6979, e-mail：info@jcopy.or.jp)の許諾を得てください．

- 本書をコピー，スキャン，デジタルデータ化するなどの複製を無許諾で行う行為は，著作権法上での限られた例外（「私的使用のための複製」など）を除き禁じられています．大学，病院，企業などにおいて，研究活動，診察を含み業務上使用する目的で上記の行為を行うことは私的使用には該当せず違法です．また私的使用のためであっても，代行業者等の第三者に依頼して上記の行為を行うことは違法となります．

- 本書の電子版の利用は，本書1冊について個人購入者1名に許諾されます．購入者以外の方の利用はできません．また，図書館・図書室などの複数の方の利用を前提とする場合には，本書の電子版の利用はできません．